アラハチ《八〇歳前後》、負けてたまるか！

健康寿命延長への処方箋

入江健二

論創社

目次

はじめに

日本発の「アラフォー」とか「アラカン」という言葉が、ここロスアンゼルスでも出回ってからしばらく経ちます。四〇歳前後とか六〇歳（還暦）前後の意味だそうですね。では、八〇歳前後は何と言うのでしょうか？　私は、勝手に「アラハチ」と決めました。本書以外で使うつもりは、あまりありません。八〇がエイティとは、私も承知しています。が、「アラエイ」は語呂が悪いではありませんか。

私も平成最後の年に七九歳となりました。「長く生きてきたもんだ！」と思う一方で、「これって本当にオレの歳か？」といぶかる気持ちも充分あります。が、腰でも痛くなると、さすがに年齢を感じます。そこで、この揺れる乙女心《おとめごころ》ならぬ「アラハチごころ」を書いてみたいと思い立ちました。

私の父は八四歳で認知症となりました。私の妻は高血圧持ちです。私自身は、七〇歳を超えてから難聴に捕えられました。認知症・高血圧・難聴、これらを持つ人を除いたら、後期高齢者はあまり残らないのではないでしょうか。そこで、まずこの三点に的を絞ってアラハチの健康問題を考えてみました。

そして、後期高齢者が現代社会の中で置かれた微妙で遣る瀬ない立場についても考えを及ぼそうと努めました。

よろしくおつきあいください。

難聴物語

――その悲劇と喜劇

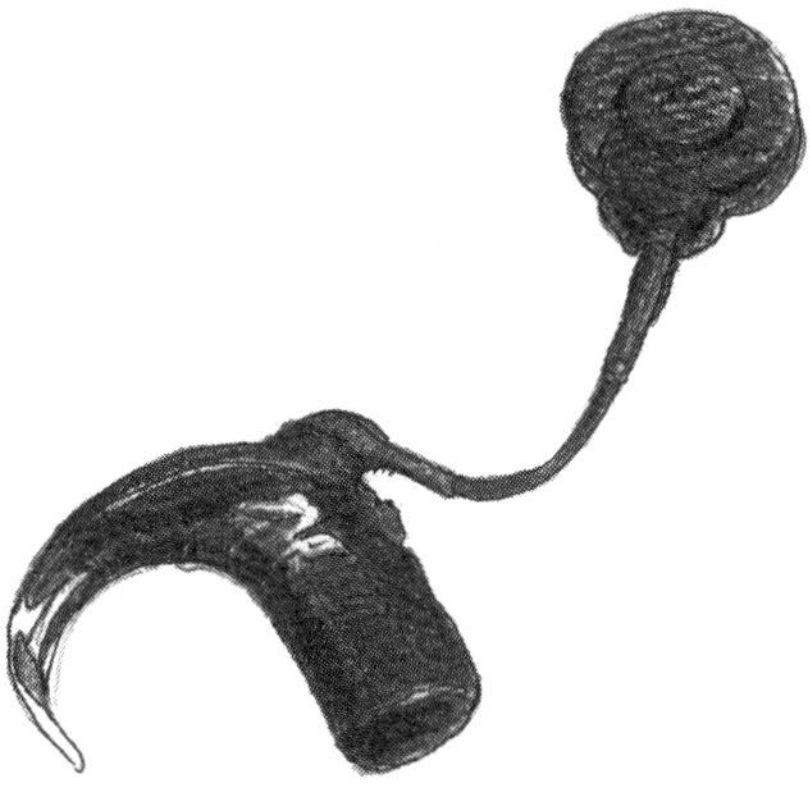

老人性難聴という病気

前著『70歳からの健康法』（論創社）では、私自身が体験した健康上の問題についていろいろと書きました。「オモシロおかしく」を心がけたつもりですが、実は辛くないものは一つもありませんでした。しかし、一つ一つを自分なりに乗り越えることができたと思っています。

ところが、七〇歳を過ぎてから、どうやら乗り越えられそうにない問題に遭遇しました。難聴です。

若い頃は「難聴？　そりゃまあ、トシ取りゃ仕方あるまい」と軽く考えていました。いわゆる「ひとごと」というヤツです。しかし、実際にわが身に降りかかってみると、「仕方ない」ではすまされぬ大問題でした。

「難聴」とひと言で片付けますが、現われ方は人によって違います。難聴の出現する時期（つまり年齢）も進行度も、そして難聴の「質」もいちいち異なります。まさに千差万別です。質という面では、低い声音が聴き取りにくいか、それとも高い声音の方が聴取しにくいか、という問題があります。音量も大きけりゃ言葉を聞き分けやすい、とも限りません。よく通る声かそうでないか、という問題もあります。ニュースキャスターとなるには、よく通る声が適性の一つとされているようですが、よく通る声は一般に難聴者の耳にも届きやすい、という面があります。

そこで、私の場合の経過からお聞きください。

私は、電話の音声を左耳で聴くのが習慣でした。七〇歳になった頃から、特に男性の声が聴き取りにくくなりました。最初は、受話器の問題だと思いました。が、右なら大丈夫でした。そのうち、右も聞こえにくくなりました。

そうこうするうちに、妻が怒るようになりました。

「同じこと、また言わせるの！」

という風に。妻の声は、もともとアルトで低いほうです。しかも軟らかい口調です。キンキン叫んだりすることは、決してありません……でした。出会った頃は、その口調が一種の魅力でした。

ところが、妻の声が、その言葉が、特に聴き取りにくいという事態に立ち至りました。

妻の声は、私に魅力感ではなく無力感を与えるようになったのです。それだけではありません。聴き取れないので聞き返すと、

「ちゃんと聞いてないんでしょ！」

と声を荒げるのです。かつて「勝手難聴」、つまりわざと聞こえないフリを決め込んだことが何回もありましたから、その前科が祟ったと言えなくありません。が、こちらにはもうそんな反省をする余裕がありません。

「こんな顔をして、このオレにこんな言い方ができる女だったのか」

なんて口に出す度胸はありませんが、こっちも腹が立ってきます。ムカッときます。

黙っていると、

「この頃、アナタとの会話でアタシがどんなに苦労しているか、知らないんでしょ」

と声を張り上げ、畳みかけてきます。目には、うっすら涙さえ浮かべています。ソーカ、ソーナンダ、と納得しつつも、口をついて出るのは別の言葉です。

「聴こえないで苦労してるのは、こっちなんだ！」

こうなるともう、険しいやり取りに際限がなくなります。かねてから難聴が離婚の原因になると聞き及んでいましたが、「むべなるかな」とつくづく思いました。

こんな険悪な会話を家で繰り返していた時期、妻にせかされてイヤイヤ耳鼻科を受診し、何度か通いました。詳しい検査の後、補聴器も七種類ほど試しました。耳たぶ（耳介）の後ろに隠れるタイプ、耳たぶの中に納まるタイプ、外耳道に入って外からはまったく見えないタイプなどいろいろ。が、どれにも満足できませんでした。しっくりしませんでした。その間、受け持ちの専門医や聴覚検査技師や教科書を通して、いろいろ難聴について学びました。学んだ内容を少しお伝えします。

耳の構造

難聴の原因を知るには、耳の構造を理解することが第一に必要なようです。耳は、耳介・外耳・中耳・内耳からなります。音は外耳から入って、外耳と中耳の境目に位置する鼓膜に達します。音はさらに鼓膜に接するツチ骨に伝わり、キヌタ骨・アブミ骨を通って蝸牛殻《かぎゅうかく》に達します（図参照）。蝸牛とはカタツムリのことですね。この部分がそんな形をしているための命名です。この蝸牛殻の内部は液体で、そこに脳からの神経（第八脳神経）である聴神経の末端（別名・蝸牛神経）が入り込んでいます。その聴神経末端には、細くて短い毛（繊毛《せんもう》）が生えています。この毛（繊毛）で受け取った音の刺激が、聴神経を介して脳へ伝えられる、というワケです。

そして、外耳から脳の間のどの部分に障害があっても、難聴となります。それで難聴の原因は、音声の伝達経路のどこに障害があるかによって分類される、というワケです。

難聴の原因と分類

「どうせ話は老人性の難聴にもっていきたいんだろ？　分類なんて、うんと簡単にやれ」ですか？　では、そうします。詳しく知りたい方は、耳鼻科の専門書をご覧ください。かなり複雑な分野で、その一部を専門

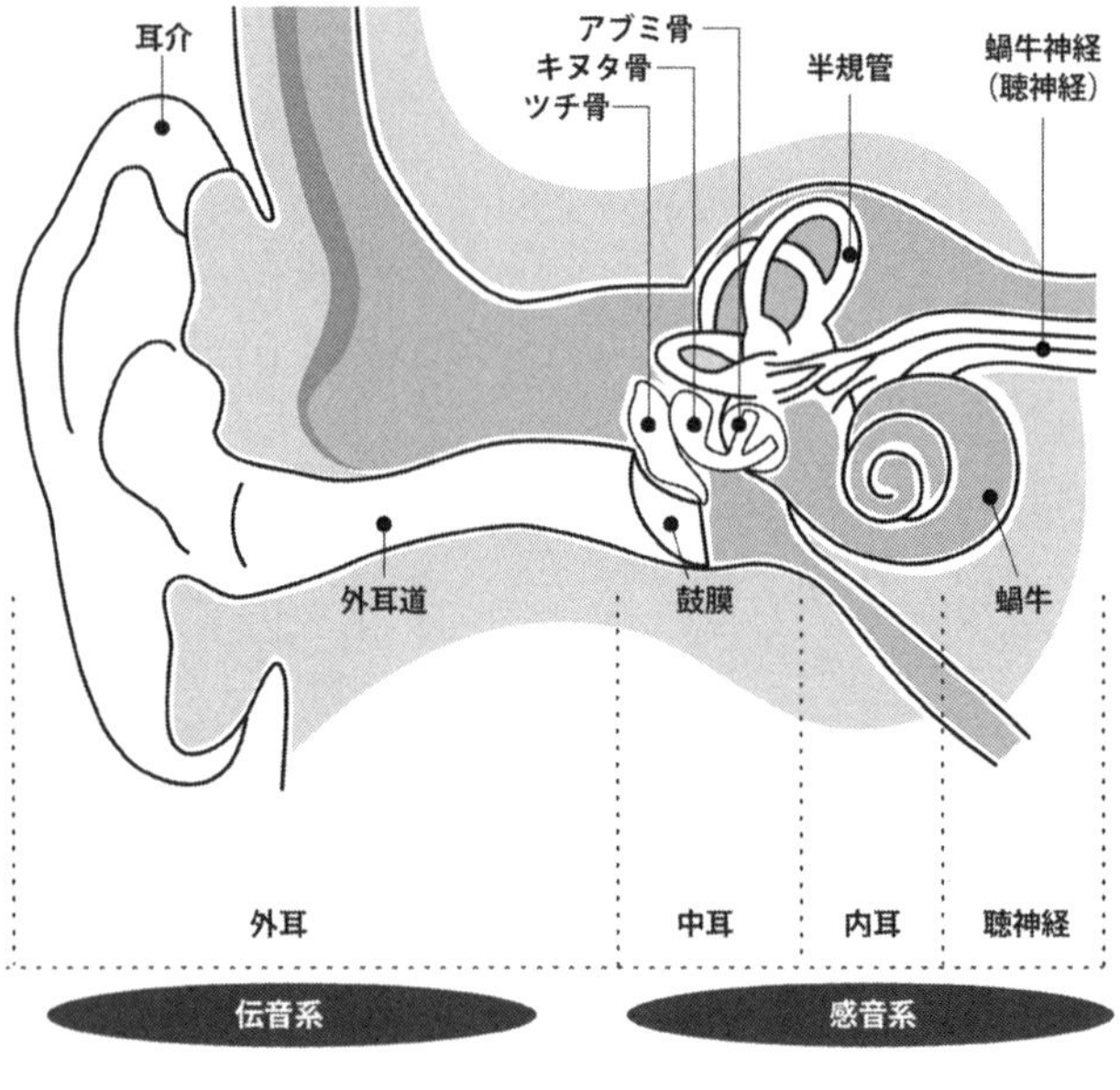

として母校の教授になった級友さえいます。

A　伝音性難聴　音の伝導路が何かで遮断されるために生じます。①閉塞性――外耳道に耳アカや異物がたまるものと、耳管《じかん》（ユースタキー氏管とも呼ばれる）がカゼなどで腫れて詰まってしまい、中耳の内圧が変化することによるもの、とに分かれる。②中耳（鼓膜の向こう側）における液体の貯留（膿《ウミ》や血液）。③伝導路の断裂――外傷による。④耳硬化症――主に中耳のアブミ骨の変性による難聴で、家族性がある、つまり遺伝子の影響が大いにある疾患。

B　感音性難聴　これは、聴神経の末端部を納める蝸牛殻の退化によって生じるとされます。最大の原因が加齢・老化。本稿の主役です。具体的には、加齢に伴い蝸牛殻内部の聴神経の末端（蝸牛神経）に生えている繊毛が脆《もろ》くなり、崩壊するため。崩壊した繊毛の先端部が聴神経の末端を刺激するため、難聴が始まるのとほぼ同時に耳鳴りが発生することも多くなります。このため「耳鳴りは難聴の前ぶれ」と言われます（私の場合、耳鳴りはありませんでしたが）。

同じ現象は、過度の騒音によっても生じます。つまり、大音響によって繊毛が破壊され、聴力が衰えるのです。ロックミュージシャンや工場労働者の例がよく知られています。頭を繰り返し叩かれても、同じことが起こります。私の難聴には、幼い頃は親に叩かれ、老いては剣道で打たれたことも影響しているかも知れません。

C　聴神経（第八脳神経）が直接的に侵襲《しんしゅう》されることによる難聴　①腫瘍――神経膠腫《しんけいこうしゅ》（Acoustic neuroma）。②諸種の神経疾患（多発性硬化症：Multiple sclerosis など）。③薬物の副作用――ストレプトマイシン（Streptomycin）の例が有名で、日本ではかつて「ストマイ難聴」という言い方がありました。ストレプトマイシンは、最初の抗結核性抗生物質として結核患者に使用され、難聴となる患者が多く出たからです。

難聴の診断

難聴にまず気付くのは、本人より家族というケースがほとんどのようです。私の場合も、妻がいち早く騒ぎたてました。家族に言われて仕方なく行った耳鼻科では、最初に耳鏡《じきょう》（Otoscope）で外耳道（耳の孔の内部）を調べます。耳アカや異物が詰まっていないかを見るワケです。外耳道の詰まりを除去してもらって、聴こえが元に戻ればバンザイ。すぐさま無罪放免となります。鼓膜が炎症を起こして赤くなっていたり、腫れていたり、鼓膜の向こうに膿などの液体が認められたりすれば、それらが診断の根拠となります。

外耳道に詰まりがなく、鼓膜も正常ならば、聴力テストとなります。音の質と量によって、その人の音への感受性がどう変化するかがグラフで示されます。これを病変の種類を判断する上で役立てます。どういう音が聴取しにくいかによって補聴器が調整される、ということもありますから、大切な検査です。六五歳以上は、二年に一回検査することが勧められています。

中耳から脳に至る経路に腫瘤が疑われれば、あるいは、腫瘤の可能性を除外する必要があれば、ＭＲＩ（Magnetic Resonance Imaging）検査が行われます。

難聴の治療法

治療法は難聴の分類によってまったく異なります。

外耳道に耳アカが詰まっていれば、それを取り除いて一件落着。私もだいぶ以前に「右の耳が急速に聞こえにくくなった」と来院された患者さんで、軟らかい耳アカの向こう側（鼓膜の側）に綿棒の先端部を発見した方がありました。しばらく前に耳掃除をして、綿棒の先端が折れて残ったのに、それに気付かぬうちに湿った耳アカが溜まって、聞こえなくなっていたのですね。世の中には豪傑がいらっしゃるなあ、と思ったことでした。この方の異物、すなわち綿棒の先っちょと耳アカの巨大なカタマリは、器具を用いて除去しました。突然聴力が回復し、ものすごく感謝されて、かえって恐縮したことを覚えています。

耳管（鼻腔と中耳を繋ぐ管）がカゼのため腫れて詰まっている場合は、カゼを治すことが治療です。治らないうちに飛行機に乗ると、気圧が激変するのに中耳内圧を調節できないため、鼓膜が破れることがあります。航空業界では、この状態を「航空性中耳炎」と呼んでいるそうです（医学用語ではありません）。激痛を伴います。しかし、鼓膜が裂けた程度なら、時間の経過で自然治癒します。

塩分の摂り過ぎで耳管の粘膜が腫れて詰まることもあります。私も耳鼻科に通い始めて間もない頃、専門医から「日本人は大体において食塩や醤油を使い過ぎるから」と言われて利尿剤を投与されました。が、全然効果はありませんでした。

中耳に膿や血液が溜まっていれば、それを鼓膜穿刺《せんし》で抜いてやれば、聴力は回復します。耳硬化症であれば、アブミ骨を手術で人工のものに置き換えます。

聴神経を侵す病気があれば、それを治すしかないことは自明ですが、難治の難病が多いようです。ただし、神経膠腫という腫瘤《しゅりゅう》（つまり塊《かたまり》）なら、手術で除去することが解決となります。

老人性難聴の治療法

「感音性難聴」のうちの加齢による難聴です。加齢のため聴神経の末端を納める蝸牛殻に変性が生じるためですが、暴力的な大騒音に曝され続けるロック・ミュージシャンにも起こる変化です。ミュージシャンにもジーシャンにも（サをシャと発音するのは、私の母親の福岡・飯塚ナマリでした）同じ治療が施される、というワケです。

ここでまた、私の体験談へ戻ります。説明に現実味《リアリティ》を持たせるためとご理解ください。

左耳から始まった私の難聴でした。そのため私の難聴初期には、人の話を聞くため右耳を傾けることを習慣としていました。そのうち右も悪くなってきました。業を煮やした妻が、遂にある日こう言って私に迫りました。

「ムダかも知れないけど、Ｃの補聴器センターに行ってよ！　とても評判がいいらしいわよ」

「Ｃ」とは、もともとは卸売り専門だった大量安売り店のことです。今では日本へも進出しているそうですね。妻はこの店にハマっていて、フルーツなど買いすぎて冷蔵庫で腐らせたりします。そのうち妻はＣから表彰されるのではないか、と私は秘かに期待しているくらいです。

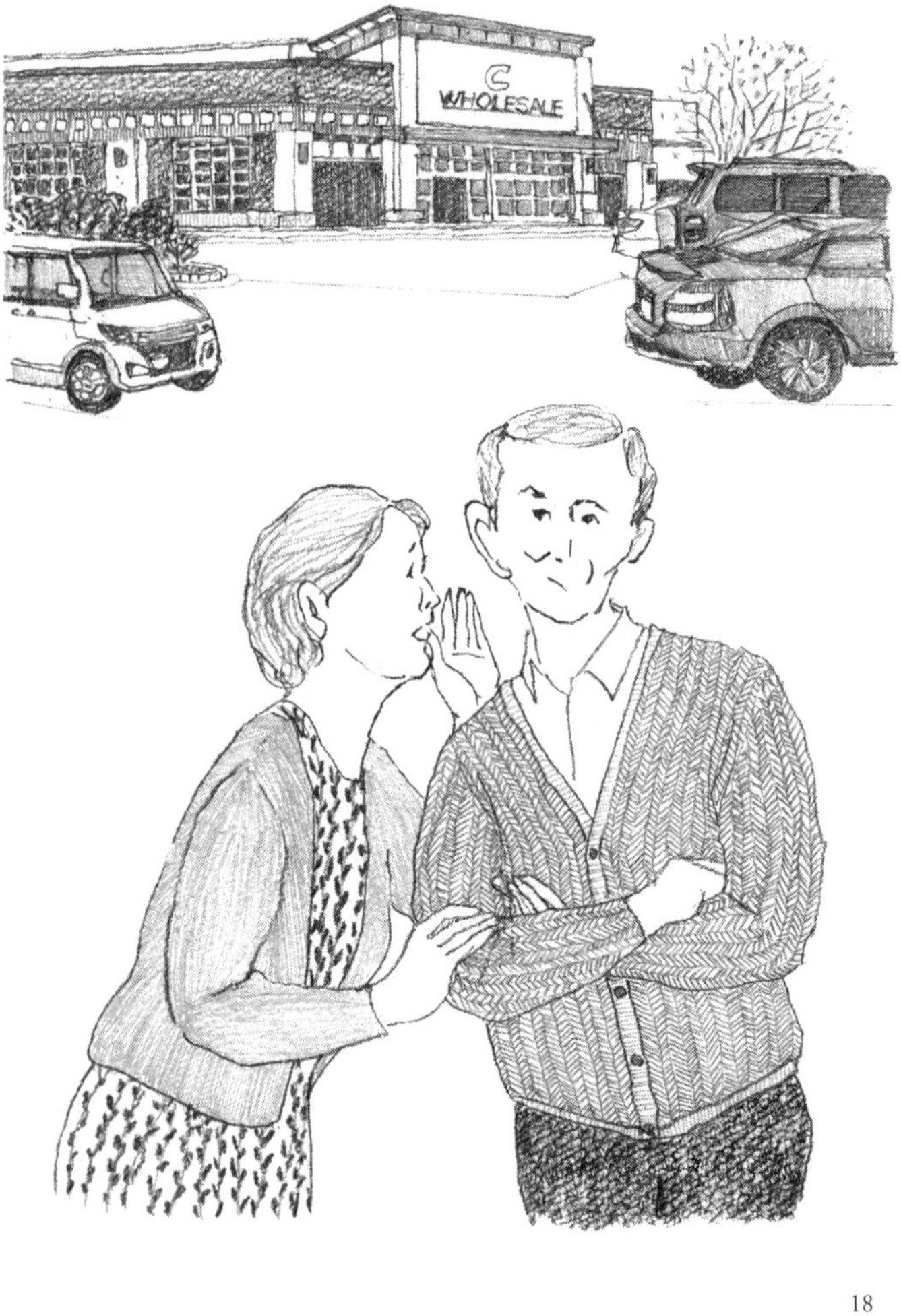
WHOLESALE

「ムダとわかって行くほど、こっちはヒマじゃないよ」

最初はそう言って抵抗。しかし、妻は一向に諦めてはくれません。「ムダでもいいから、一回だけ行ってよ」を何回も繰り返し、とうとうこちらが根負けして、Cへ出向きました。

難聴の私にさえ騒音のひどい店内から防音装置付きの小部屋に入ると、中は静寂そのもの。ユダヤ系とおぼしき、やせて背の高いオバサン風技師（Audiologist）がにこやかに迎えてくれました。そしてそこは商売、すこぶる丁寧に聴力検査を行ない、その結果をコンピューターへパッパと入力。入力したデータに合わせて素早くご推薦の補聴器を調整し、私に着用させ、詳しく使用法を説明。トータルの所要時間わずか三〇分。

アレヨアレヨの間ににこやかに送り出され、私は「なんかよくわかんないよ」の心境で帰途に着きました。確か無料の試用期間を一か月間与えられたその補聴器を、最初の頃、私は着けたり外したりしていました。

「使ってない時は外さないと電池がモッタイナイ」という貧乏性のためでしたが、これは大きな間違いでした。不意に背後から話しかけられても無視する傾向が持続してしまいましたし、第一常用していないと慣れるにも時間がかかり過ぎました。ともあれ、試用期間後には購入しようと決定。妻の計略はまんまと成功を収めたのでした。

その頃には右耳もさらに悪くなっていたので、右側も購入。しめて三〇〇〇ドルの出費。これはメディケア（政府管轄の高齢者保険）ではカバーしません。「年をとったら、肉体的にも経済的にも苦しめ！」というのが米政府の方針らしく、ひどい話と思いました。

その後も紆余曲折を経て、次の三種の道具を手に入れましたが、どれもメディケアがカバーしないものばかり。

①**フォン・クリップ**　携帯電話と補聴器を接続する道具。これは耳鼻科医に勧められて手に入れました。この小さな器具を首にぶら下げると、電話の音声が補聴器を通して聞こえるようになり、ケータイを手に取る必要もなくなりました。しかも、まもなくその機能が補聴器に埋蔵され、器具を首に下げる必要さえなくなりました。

②**ワイフ・クリップ**　正式名は補聴器用マイクロフォン。長さ二インチ（約五〇ミリ）、幅一インチ、厚さ半インチくらいの黒い器具で、これをワイフの首へぶら下げると、ワイフの声が直接補聴器に入ってくる仕かけです。補聴器を常用するようになって、家庭での会話はだいぶ平穏になりました。それでも困っていたのが食事中。食べ物を嚙む音が、頭蓋骨を通して耳に入り（これを「骨伝導」と称します）、外からの音、つまり妻の声を遮断してしまうのです。ところが、この器具を使うと、食べていても彼女の声がハッキリと聞

こえるようになりました。これが、我々の結婚生活の継続を可能にしてくれたと言えます。Cでのお値段は三〇〇ドル。むろんメディケアはカバーせず。でも、この出費については「仕方あるめえ」と納得しました。

③増音聴診器（Amplified stethoscope）　聴診器は、それこそ紀元前から原始的な形のものが存在する医者の道具の最古参格。子どものお医者さんごっこのオモチャとしても登場します。心音の状態や肺雑音や腸の動きを知る上で、すこぶる重宝です。難聴で困った医者は他にもたくさんいたと見え、電池で音を増幅する聴診器が発明されたのでした。これはインターネットで購入。約二五〇ドルというお値段。お高い割に壊れやすく、しかも機能的にもイマイチ。

これがあまり頼りにならないと判明したとき、私は引退を考え始めました。

老人性難聴（蝸牛殻の退化による難聴）の究極の治療法は、手術です。成功率の高い代表例が、蝸牛殻インプラントです。聴神経の末端を納める蝸牛殻に電極に似た小さな装置（インプラント）を埋め込み、その装置で外からの音声をキャッチ。そしてその音声を聴神経を介して大脳の聴覚領域へ伝える、という仕組みです。実は、この手術では名人と称される専門医に私は相談したことがあります。三年ほど前のことです。

「補聴器を使っても電話での会話が不可能になるまで待て」

そう言われました。しかし、教科書によればその後、難聴が極度に進行する以前から、補聴器とインプラントを併用する傾向が出現しているとのことです。それを知ってか知らずか、妻はときどき「そろそろインプラントを考えたら?」とほのめかします。恐ろしや! でも、ときどきは考えています。


さて、私の難聴歴には、人から見れば喜劇で私には大悲劇のこんなエピソードがありました。二〇一八年も押し詰まった頃のことです。私が属するある草の根団体の会合の席でふと気がつくと、M医師の隣のK君が挙手もせずにベラベラしゃべっているではありませんか。いつもは妻が着用するマイクロフォン(ワイフ・クリップ)は、司会者の首にぶら下がっていましたから、K君の発言内容はよく聴き取れません。K君は年来の友人で、ごく気安い仲。そこで私はサッと手を挙げて、

「挙手もせずに勝手に発言しちゃ、困りますねえ。ルールを守っていただかなくちゃ!」

すると、彼は顔を真っ赤にして大声でこう言ったのです。

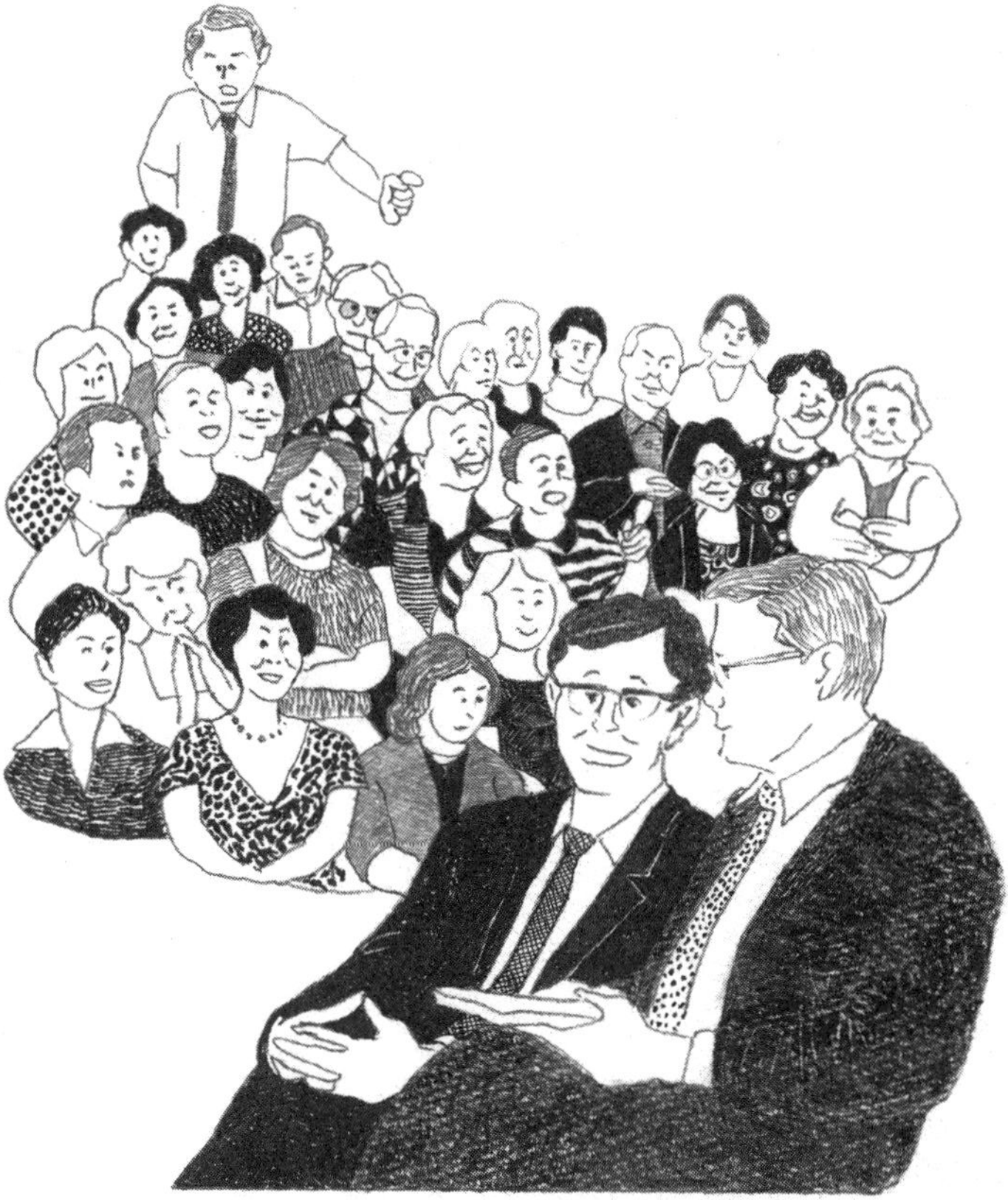

「僕は、ドクターMの通訳をしてるだけですよ。勝手にしゃべってるワケじゃありませんよ！」

場内はドッと爆笑のウズ。私は頭を抱えて、ひたすら恐縮するしかありませんでした。

つまり、私はこういう会議の席にはもはや不向きな人間になってしまった、ということです。それ以外にも、難聴のために引き起こされる問題は多々あります。補聴器はしっかり着用していても、です。

音楽がダメになりました。もともと音痴のほうです。兄は歌が上手でしたから、不公平なもんです。ところが、難聴の進行とともに、私は聴くほうもダメになりました。補聴器の調整は左右で微妙に食い違うため、どんな名曲も雑音と化し、名歌手の歌声も音痴っぽく聞こえてしまうのです。

また、補聴器には遠くからの雑音も、近くからの音声も、平等にキャッチする傾向があります。雑音防止の機能も一応は内蔵されていますが、あまり役に立ちません。このため、外へ出ると、いろいろな雑音が同程度の大きさで飛び込んできて、なかなか賑やかです。

で、知人に背後から声をかけられても無視したりします。そのつもりはなくても、結果としてそうなります。また、レストランでの会話はほぼ不可能です。あっちのテーブルの会話も、こっちのテーブルの会話も同時に入ってきて、耳の中は大騒音。頭がガァーンとなります。目の前の同じテーブルの人々の言葉に耳を傾けるどころではありません。気が狂うよりマシとばかりに、私は補聴器を外してダンマリを決め込むこともあります。

文句ばっかり言っているようですが、補聴器は、診察室みたいな静かな場所ではきわめて有効。おかげで私は数年引退を遅らせることができた、と思って感謝しています。

それに難聴には、良いことだってあります。「難聴は長生き」という言い方があります。なぜか、と考えました。難聴だと自分の声もよく聴こえないので、つい大声となります。大声を出すとき、横隔膜を通過する迷走神経が刺激されてエンドルフィンが分泌され、健康に良いからと推測されます。

難聴の夫を相手にしていれば、連れ合いだって大声となります。エンドルフィン効果はそちらへも及んでいるはず。妻にそう説明しましたが、あまり嬉しそうな顔はしませんでした。私たちは時に言い争うことはあっても、家庭内離婚などとは無縁。一般的に言えば仲の良いほうの夫婦だと思います。が、いつも大声でやり取りしているので、はた目には喧嘩ばかりしている夫婦に見えるかも知れません。

もう一つ、難聴のおかげで得することがあります。どんな暴風雨でも、補聴器を外してさえいれば、決して安眠を妨害されたりしないことです。

「耳のいい人は不便だねえ」

翌朝そう言ってよく眠れなかった妻をからかったりします。

それに、私はパーティ嫌いの人間です。ご臨席の紳士淑女とご馳走をいただくより、家でお茶漬けを食べていたいタイプです。会場の騒音の中で会話ができないことは、欠席の都合のよい、しかも正当な理由を与えてくれます。

私にとって、難聴が与えた最大の影響は、引退に追い込まれたことです。しかし、「とんでもない失敗をしでかす前に引っ込め」という天のお告げと考え、仕事を離れても「耳に頼らぬ余生」を充実させるべく努力しよう、と決意した次第でした。

難聴手術の顚末

七〇代後半に入ってからは、なんとか従来型補聴器以外の方法で聴音能力を高めたい、と希望するようになりました。なにしろ、あれこれと道具を使っても、解決せぬ問題が私の難聴には多々ありました。レストランやパーティでの会話がダメ。会議でのディスカッションがダメ。これは、周囲の雑音が両耳の補聴器を通して大音響で入ってくるためです。同席の一人にワイフ・クリップ（補聴器用マイクロフォン）を下げてもらえば、その人の発言はキャッチできます。そこで、「同じ時・同じ場所で複数の人に下げてもらうことは可能か」といつも私の補聴器の調整をしてくれる技師に問い合わせました。残念ながらその答えは、「複数の人に下げてもらうための技術は、まだ開発されていません」でした。

その他にも、音楽がダメ、歌声がダメ。どんな名曲も、左右の耳からの音量・音質が微妙に異なるため、雑音になってしまうのです。

二〇一八年に入って読んだ教科書に、「最近では、難聴手術として最も成功率の高い

『蝸牛殻インプラント』を従来型の補聴器と併用する人が増えてきた」とありました。この時も妻に相談。すぐに説得され、かかりつけの耳鼻科医の紹介ですでに受診したことがあった同手術の名人と称される専門医を受診しました。

二〇一九年四月の引退前から「この手術に適切なケースか」を判定するための諸検査開始。精密な聴音テスト、聴覚器全域のCTスキャン、バランス試験等々。長い間隔と長い待ち時間の検査がすべて終わったのは、夏も過ぎて。結果は「非常に適切」。

前述の諸問題が解決するとの保証はもらえませんでしたが、手術を受けようと決意。その直接の理由は、それまでには左側がとても悪くなっており、「もしウッカリ長生きして右もダメになったら、頼れるのはインプラントを介しての聴力だけになる」との判断でした。

手術のこと

＊手術名　蝸牛殻インプラント（Cochlear implant）

＊手術日　二〇一九年一一月一四日

＊場所　ロスアンゼルス市内セントビンセント病院（ここは、二〇二〇年一月経営不振を

理由に突然閉鎖されましたが、前年十一月当時何の問題もなく操業中でした）

＊執刀医　ウィリアム・スラタリー医師（William H. Slattery,M.D.）

執刀医のスラタリー医師は、耳専門医のグループとして世界的に著名なロスアンゼルス市内House Ear Clinic所属で、中年の温厚な紳士。

＊手術内容　ほとんどすべてが顕微鏡下の手技で行われるこの手術は、①耳介（耳たぶ）上部の側頭部皮下（私の場合は左側）に外からの音を伝える磁石付き伝音装置を埋め込み、②外部からの音波を運ぶ導線を内耳の蝸牛殻《かぎゅうかく》まで伸ばし、③蝸牛殻内部に聴神経末端に接続する電極を埋め込む、という三つの部分からなります。

外からの音は、耳介上部に装着された小さな受音器を通してまず高周波の電気的振動音に変換され、頭皮外部の磁石（二五セント硬貨大）へプラスティックのチューブを通して伝えられます。この電気的な音波はすぐ皮下の磁石付き伝音装置（右記①）へ届けられます。そこから電気的音波は導線（右記②）に伝えられ、蝸牛殻内部の聴神経末端の電極（右記③）に入って、遂には大脳の聴覚領域に到達する、という仕組みです。

術後経過

「また部屋を移るのかな？」

私が尋ねると、私の乗ったストレッチャーを押していたヒスパニックのお兄ちゃん（病院スタッフ）がなんと、

「手術はもう終わりましたよ」

「アレー、そうなのか！」

私は、驚くとともにホッとしました。全身麻酔でポックリあの世に行ったりはしなかったようです。ホッとした私は、すぐにまた眠ってしまいました。

その日の夕方、リカバリー（回復）室で二時間ほど休み、妻の運転で帰宅。朝、家を出てからちょうど十二時間の行程でした。帰宅後一時間ほどして、急に強い吐き気に襲われました。なんとか吐かずに持ちこたえましたが、夕食は、おかゆを二口三口だけ。翌日、ヴァン・ゴッホが耳を切り取った後で巻いていたような包帯を自分で除去。そうしてよい、と執刀医から言われていました。その頃から、食欲不振の他に傷口の痛み、頭痛、軽いめまいなどが始まりましたが、食欲から徐々に回復。一週間ですべて解消しました。

術後一一日目の一一月二五日、執刀医のスラタリー医師による術後検診。五秒くらい傷

口を見て、嬉しそうに「あ、とてもいいですね」とつぶやいただけで終わり。要するに、傷口は化膿していないようだし、熱もないし、手術は成功した、と言いたいんだな、と判断しました。

リハビリ

手術後約一か月の一二月一九日、聴覚検査技師の手でコンピューター操作が行われ、私の蝸牛殻インプラントが始動。初めて新システムによる音声を聴きました。驚きました。それは、ロボットの発声そのもの。私の目の前で検査技師が発する言葉に、まったく抑揚がなかったのです。いや、もう私自身がロボットになったような気分になりました。右耳へ従来型の補聴器も着けた私に、検査技師がこう宣告しました。

「聴覚の改善に一定の効果が感じられるようになるまで約半年かかり、リハビリ効果が上限に達するまでには約二年かかります。頑張ってください」

その日説明を受けたリハビリの内容は、大別すると、①一日のうちでインプラントだけの時間をなるべく長くすること、②テキストを用いての単語・文章の聞き取りトレーニングをなるべく毎日すること、の二つ。②のテキストは英語。日本語のものはまだ用意され

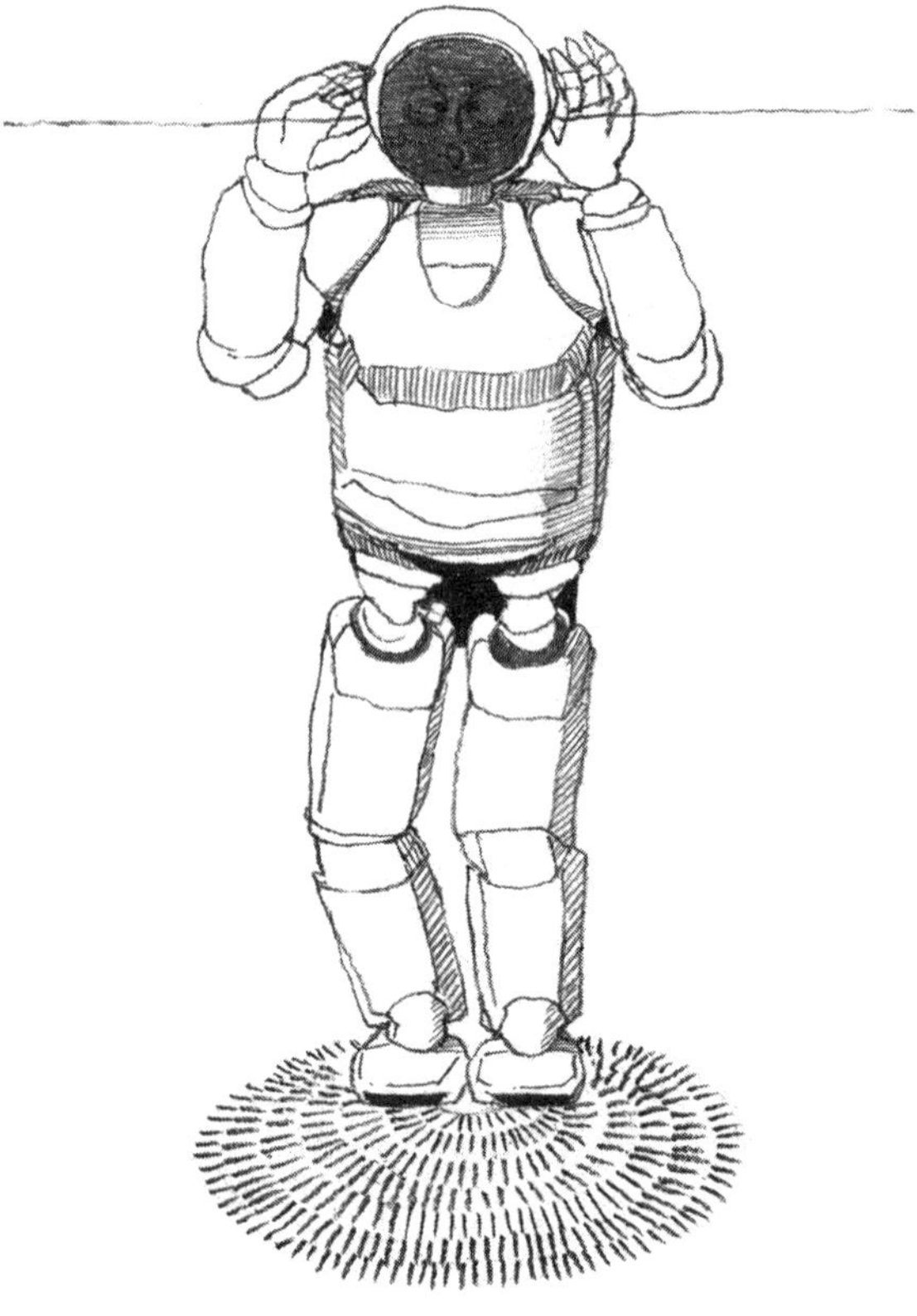

ていないようでした。②のトレーナー、つまり読む係には、妻を任命。他に選択肢がありませんでした。

ここで、耳介（耳たぶ）の上に装着する受音器について少し説明します。従来型の補聴器でも耳介の上に載せるタイプがあり、私もその一種を右耳に着けていますが、蝸牛殻インプラントの受音器は、それに似ていて、それよりやや大型。製造元は三社あり、それぞれの会社が製造する受音器には、重さ・サイズ・スタイルなどに少しずつ違いがあります。私は大変な汗っかきなので、耐水性が最もよい種類を選びました。

受音器を装着することに痛みは伴いません。しかし、若干の困難を伴います。それを説明します。

受音器にはバッテリーが付属しています。毎晩寝る前にそれを外し、充電装置へ繋ぎます。翌朝、充電したバッテリーを受音器に接続。その受音器を耳たぶの上に載せます。受音器の後ろからは、プラスティックのチューブが出ていて、このチューブの先の磁石部分（二五セント硬貨大で扁平）を頭部皮下の磁石付き伝音装置の真上に導きます。この伝音装置は、耳たぶ（耳介）の約五センチ上方、やや斜め後方の側頭部に位置し、指先で触れると皮下に小さなデコボコを感じます。そこへ受音器のチューブ先端の磁石を載せると、皮

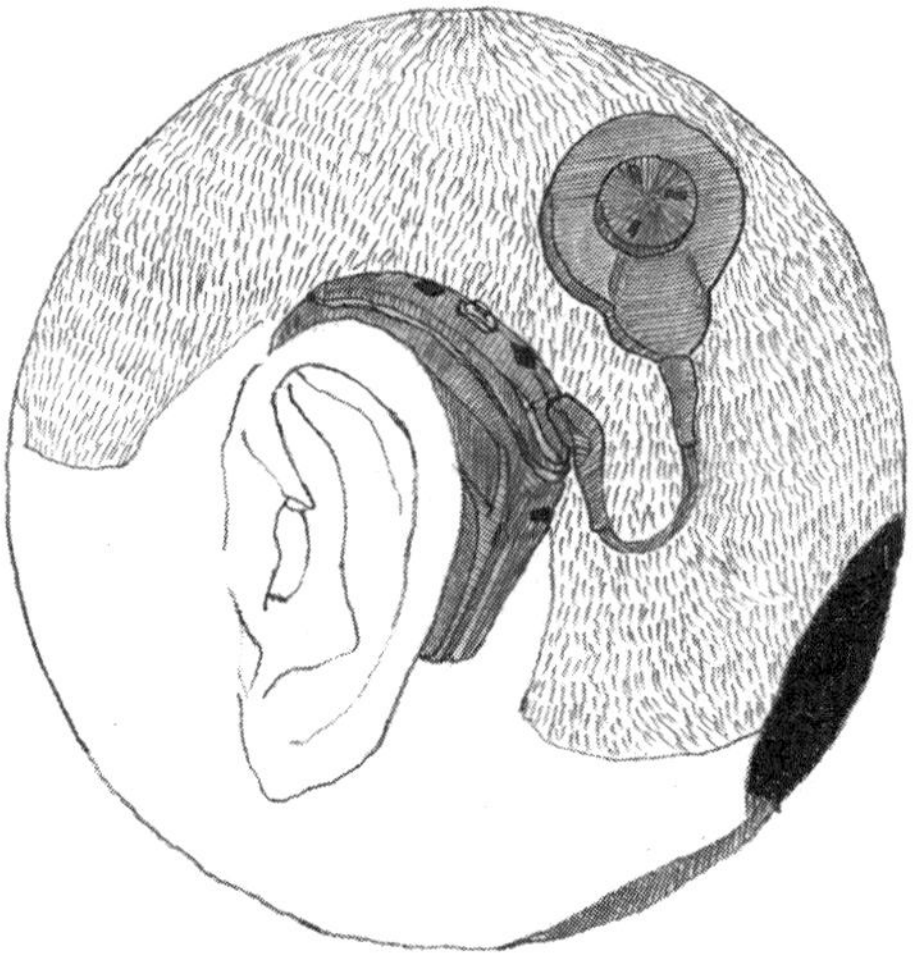

膚を介して磁石同士がピタッと接合する、という仕掛けです。接合すると、ピーという音で確認できます。

理屈はそうなのですが、なかなか上手く接合してくれないことがあります。「ピー」が来ないのです。皮膚の上にはシラガでも髪の毛があり、髪の毛の状態はその日の体調や気象条件で変化するためでしょうが、正しいスポットに載せたつもりでもなかなか接合せず、急いでいる朝などイライラさせられることがあります。改善すべき点と感じます。

ただし、強力な磁石のおかげでいったんガッシリと接合すれば、ジャンプなどしても外れません。その点は頼もしい器具です。

さて、妻によるトレーニングですが、これ

にも困難が伴います。まず、時間を見出すのが困難。結局、夕飯後の一〇分間ということになりましたが、妻はまだ心理療法士として働いています。その上、「高齢者を守る会」の重責も負っています。私は外来診療から引退したとはいえ、看護ホームの仕事などで結構忙しい毎日です。夕食後というのは、二人がやっとリラックスして和やかに語り合えるはずの時間です。それが、私のリハビリのため台なしとなります。妻の読む単語なりセンテンスなりを私が上手く聞き取れないと、妻はついイライラするようです。イライラされれば、「なにもワザと聴き取らないわけじゃない。聴き取れないからリハビリやってるんだ」と私も面白くありません。リハビリがバトルとなりがちです。勢い、なかなか毎晩というわけには参りません。

リハビリ開始後八か月現在で言えることは、三つあります（蝸牛殻インプラントの全システムを、便宜上ここでは単に「インプラント」と表現します）。

①インプラントを通して聴く人の言葉に、やっと少し抑揚が出てきました。
②インプラントと従来型を併用すると、従来型だけよりマシ、つまり、よく聴こえる。
③インプラントだけだと、まだ従来型のみの方がマシ。
妻という名のトレーナーとのバトルを通して言えること、たったこれだけです。レスト

ランや会議の会話は、まだ駄目。音楽も、残念ながらまだダメです。

経費のこと

術後しばらく経って送られてきた経費の説明書を見て、椅子から転げ落ちそうになりました。仰天しました。

一一月一四日一日分の病院側請求総額一二万六三〇〇ドル（約一三四二万円）。その内、手術料（執刀医の技術料）一万四六〇〇ドル、麻酔費二八五〇ドル、内側と外側の器具費（インプラント代）合計九万七五〇〇ドル、その他（手術室代、薬品代、点滴料、器材費、リカバリー室代など）一万一三五〇ドル。

これに対し、メディケアと補助保険からの支払い総額三万六六六〇ドル。差額が、なんと八万九六四〇ドル（約九五二万ドル）。「あのー、ボクやっぱり手術受けるのやめます」と言いたくなる額でしたが、時すでに遅し。実際には自己負担はごくわずかだったのですが、そこには、私がまだセントビンセント病院のスタッフだったことによるディスカウントがあった、と推定しています。

この手術を希望される方には、手術を決意なさる段階で、最終的な自己負担分の確認をシッカリされるようお勧めします。

むすび

どなたかに「手術を受けてよかったか?」と尋ねられたら、私はきっと「期待したほどではなかった」とまず答えると思います。しかし、自前の聴力が両耳で全滅したら蝸牛殻インプラントによる聴力のみ残り、それに頼るしかありません。そのことを考えれば、「やらざるを得なかった」とも言い添えるだろうと思います。リハビリによる効果が上限に達するまで、まだ一年と少しあります。頑張るしかありません。

また、耳たぶの上に装着する受音器は二年ごとに改良され、新旧の器具は無料で交換されると聞いています。そこに期待する気持ちも十二分にある、とも言い添えておきます。

高血圧は不思議

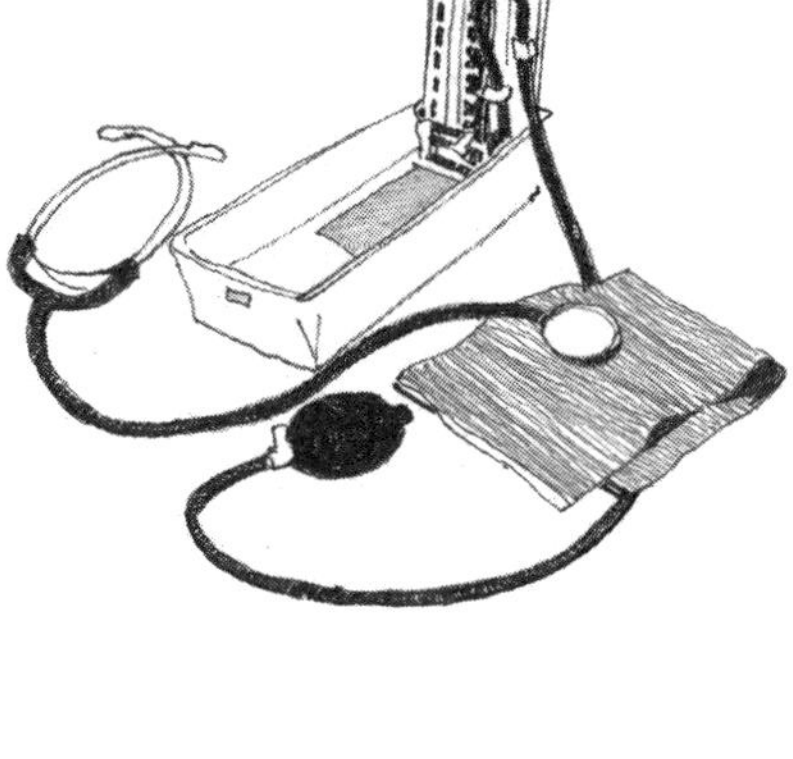

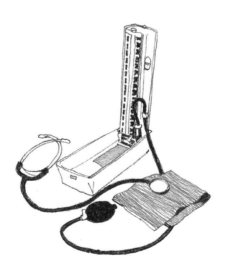

高血圧の種類と治療法

私には高血圧はないのですが、高血圧と聞けば必ず思いだすユニークな患者さんがありました。一九八〇年代前半に来診された日系一世のW氏ご夫妻で、その頃お二人ともすでに八〇歳を超しておられました。お二人ともお元気そうでしたが、ともに高血圧持ち。ご主人のW氏は降圧剤二種類で比較的簡単に血圧は安定したのですが、奥方のW夫人が難題でした。

なにしろ最高血圧が二〇〇を下回ると「頭が痛い、めまいがする、気分が悪い」と盛んに文句を言われるのです。二〇〇以上ですと何の文句もなくニコニコしておられます。これはクスリが合わないのだろうと考え、いろいろな種類を試しましたが、どれもダメ。やはり二〇〇以下になると、気分が悪いとおっしゃるのでした。

この方には、私が根負けしました。二五〇を超すと、さすがに気分がすぐれないとのことでしたから、そのときだけ頓服《とんぷく》（一時抑え）としてクスリを飲んでいただくようにし、

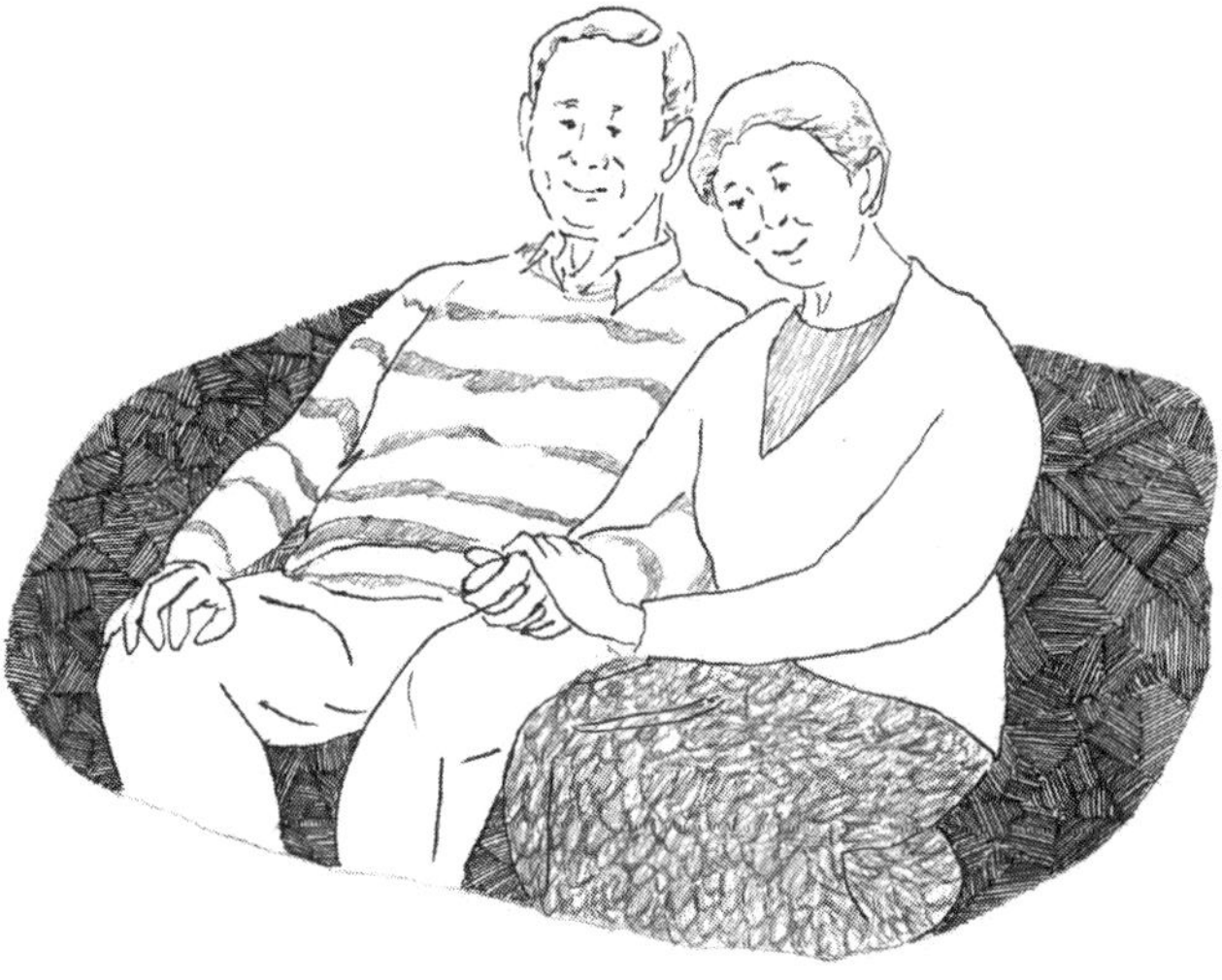

常用薬としての降圧剤使用は諦めました。

W夫人は結局一〇二歳まで生きられました。医学常識を打ち破る方でした。また、私は診療を通して「長生きする女性は小柄で大声」という法則を打ち立てていましたが、この方は日本人女性としては大柄で穏やかに話す人でした。私の法則をも打ち破る方でした。

W夫人を通して、私はつくづく、

「人間には『慣れ』というものがあるな」

と感じました。この方は長い間治療をせずに高血圧を持って生きておられたと推測できます。初期には二〇〇を超すと頭痛が生じたこともあったでしょうが、長い間には二〇〇以上に慣れてしまい、それ以下だと、かえって気分が悪くなっていたと考えられます。

同じようなことは糖尿病でも起こります。糖尿の人は血糖値が高いから、糖分の多い食べ物は嫌いかというと、決してそんなことはありません。高い血糖値に慣れ、ほとんどの皆さんが、やはり甘いもの好きです。糖尿病治療薬で急激に血糖値を下げると、正常範囲でも気分が悪いとおっしゃったりします。そういう方の場合、血糖のコントロールは「徐々に徐々に！」を旨とし、きわめて慎重に行ないます。

話を高血圧に戻します。私には高血圧はない、と申しました。しかし、午前中の診療で忙しい思いをしてから測ると、血圧が一五〇を超えていることがあります。立派な高血圧持ちのようですが、昼食を摂ってリラックスしてから測り直すと、たいてい通常の一一〇前後まで下がっています。私の体質が特に異常なためではありません。血圧とは、それほど情況により変動するものです。

なぜでしょうか？　それは、血圧というものが、①心臓が血液を押し出すポンプとしての力（搏出力）と、②心臓から押し出されてきた血液を受け止める動脈の血管壁の抵抗力（柔軟性とも言い換えられます）によって決まるからです。心臓も動脈も自律神経によって支配されています。緊張すれば交感神経からアドレナリンが分泌され、心臓の動きは速く、そして強くなり、動脈の血管は固く、しかも細くなって血圧が高くなります。これによって酸素を含む動脈血が筋肉や脳へより速く、そして強く送り込まれ、「情況との闘い」の態勢が整います。同時に後で触れるような危険も伴うこととなります。逆にリラックスすると、副交感神経の一つの迷走神経からエンドルフィンが放出されて、心臓も動脈も緊張を弛め、血圧は下がります。

ここで、血圧がどうやって測定されるようになったかを述べます。血圧を測るにはまず上腕をゴム袋の入った帯（ターニケット）で縛ります。次いでゴム袋へ空気を送り込むので上腕動脈は締めつけられ、やがて血流が停まります。ゴム袋の空気を徐々に抜くと、やがて血が再び流れ始めます。すると上腕動脈は心拍に合わせてトントンと音を立て始めます。この脈音の開始点を聴診器で聞き取り、その時点でゴム袋に接続した水銀柱の目盛りを読み取って最高血圧（収縮期血圧）としました。そう定義したのです。ゴム袋からさらに空気を抜いてやると、やがて上腕動脈の血流にまったく抵抗がなくなり、脈音は消失します。脈音の消失する瞬間に水銀柱の示す目盛りが最低血圧（拡張期血圧）です。そう定義したのです。今では聴診器は血圧測定にほとんど用いられず、血圧の読み取りはコンピューター化された器具が行ない、測定値は器具のスクリーンに数字で示されます。が、血圧測定の原理は、今も昔も同じ。変わりません。

血圧はこのように定義され、測定されるようになりました。ごく機械的で単純なカラクリです。しかし、この単純な方法で多くの人命が救われてきたことも事実です。その理由についてお話ししたいと思います。

高血圧症の背景

二億を超えるアメリカ人のうち、実に六千万人強が高血圧持ちと言われます。高血圧は年齢とともに率が上昇しますが、その中で充分にコントロールされている人は、三五パーセントに過ぎません。この場合、高血圧は上が一四〇以上、下が九〇以上と規定されています。日本血圧学会は、これに家庭血圧、つまり家庭で測った血圧が、上一三五・下八五以上、という項を加えています。

原因は食事とストレスと言い切ってよいと思います。もちろん体質もあります。同じ物を食べていても、私の妻は高血圧持ちで、私はそうではありません。しかし、体質は持って生まれたもの。変えようがないので、ここではとりあえず避けて通ります。

高血圧の原因となる食べ物は、塩分と脂質の多いものです。北海道の人には高血圧が非常に多い、と言われていた時代がありました。そのワケは「一年の半分以上を雪に閉ざされ、その間は新鮮な野菜がなく、漬け物と塩ニシンばかり食べるからだ」などと説明されていました。むろん個人差はあったと思いますが、統計的には確かに北海道の人には高血圧が多く、平均寿命も五〇歳前後という時代が結構長かったのです。今は日本人の食生活は全国的に平均化され、北海道の人が特に短命ということはありません。しかし、塩分の摂取が多いと、①血中の食塩濃度が上昇し、②膜の浸透圧のメカニズムにより血管周囲の組織から水分を呼び込み、③血管内容量が増加して高血圧に繋がる、という事実は、昔も今も変わりがありません。

脂肪食が多いとコレステロールが血中で増え、これが動脈の内壁にへばりついて内腔《ないくう》を狭くするとともに、その柔軟性を奪って高血圧を招くというプロセスは、もう多くの人が知るところとなっています。

「私は甘いものは好きだけど、脂肪食は控えている」という人も、油断はなりません。糖分は中性脂肪を高くし、高コレステロールへと導くからです（このあたりのことは、前著『70歳からの健康法』で触れました）。

仕事や人間関係によるストレスは、副腎からのアドレナリン分泌を高めます。アドレナリンは、心筋の働きを強く速くし、動脈を細くして（つまり、内腔を狭くして）血液の流れを速くします。こうして人は情況の変化や外敵と戦うことができるワケですが、同時に血圧も上昇させます。タバコのニコチンも、まったく同じ効果を発揮します。タバコもストレスの一種に加えておきたいと思います。

「高血圧の原因は、他にもいろいろあるだろうが！」という声がこの辺で上がりそうです。そこで、一応ここに高血圧の原因による分類表を掲げておきます。

高血圧の分類

①本態性高血圧（Essential Hypertension）

原因：交感神経の緊張、レニン・アンジオテンシン系異常、食塩代謝異常、心臓血管系の発達異常

環境因子：高塩・高脂肪食、肥満、タバコ、過剰の飲酒、低カリウム食、など

②二次性高血圧（Secondary Hypertension）

原因：睡眠時無呼吸症候群、薬物、腎臓疾患、一次性アルドステロン症、クッシング症候群、褐色細胞腫、大動脈奇形、妊娠、ホルモン系疾患など

高血圧患者の九五パーセントが本態性高血圧に属すると言われます。ここでは本態性高血圧に絞って話を進めたいと思います。

症状について内科教科書には、頭痛、めまい、吐き気、動悸（ドキドキ感）などと書かれています。しかし、圧倒的に多いのが、無症状。何にも感じないのです。そのため、高血圧の診断確定の当初には、クスリを嫌がる人が多い、という問題も発生します。しかも、ある日あるとき、突然、後で触れるような合併症に見舞われ、死亡することがあります。

「死亡」も高血圧症状の一つ、という考え方さえあるくらいです。

「無症状で突然死」――そんな病気って他にありません。この点でも「高血圧は不思議」と言えなくありません。このため高血圧は俗に、サイレント・キラー（静かな暗殺者）と呼ばれているようです。

高血圧の合併症

高血圧を治療せずに放置すると、心臓血管系統にその形態や機能に望ましくない変化が生じ、合併症（日本では「余病」という言い方もあります）が起こります。その結果、サイレントキラーという高血圧症の俗名にふさわしい恐ろしいシナリオが展開します。

①心臓系の合併症

「ピンコロ信者」と呼ばれる人々がいます。ピンピン生きているうちに、ある日突然コロリと死にたいと願う人たちです。この人たちが夢にも憧れる「死に方」の原因がこれ。高血圧患者の死因として一番多いのもこれです。

代表的なのが、急性の心筋梗塞（ハートアタック）です。図式的に言えば、心臓の筋肉に酸素と栄養素を送り込む冠状動脈に血の塊（血栓）が詰まり、酸素が届かなくなった部分の心筋が死んでしまう、これが心筋梗塞です。年末の宴会帰りの高血圧患者で心筋梗塞が起こりやすいのは、急に寒気に触れて冠状動脈が縮こまり（つまり細くなり）、おまけに高脂肪食のため血が固まりやすく（血栓ができやすく）なっているからです。

狭心症《きょうしんしょう》というのは症状名で、病名ではありません。高血圧患者の身体に寒気、興奮（激昂を含む）、緊張、急激な運動などが加わると、冠状動脈が収縮し、心筋への酸素の配給が不足します。このために起こる胸痛が狭心症です。心筋梗塞の前兆（前触れ）、あるいは警告とも言えます。

次は心不全です。血液を押し出して全身に送る（つまり配給する）のが心臓の左心室の役目ですが、高血圧があると、この左心室の負担が大きくなり、長い経過の後には、心不全となりがちです。左心室の過重労働のため、その筋力（ポンプ力）が全身の臓器の酸素要求に比して弱く、不十分となるためです。

高齢者の場合、他臓器の酸素要求がことさらに大きくなる事態、例えば肺炎、に陥ると急性心不全となりやすく、これはもう即生命にかかわる大問題です。

高血圧のコントロールにより、心臓系合併症の発生率は顕著に低下します。

②脳血管系の合併症　「自分はコロリと死ぬつもりだから」と言いつつ大威張りで高塩・肉食・喫煙といった不摂生を続ける人があります（特に男性に多い！）。心筋梗塞を思

い描いての考えでしょうが、実際には脳卒中で半身不随となり、看護ホームのお世話になる方が結構あります。気の毒です。

脳卒中には、脳動脈が血栓で詰まって起こる脳梗塞と脳動脈が破れてなる出血性のものとがあります。ともに高血圧が最大の原因です。心臓系の合併症と同様、血圧のコントロールで脳卒中の発生率も確実に下がります。

認知症（ボケ）も高血圧の合併症の一つです（高血圧がない人はボケない、というワケではありませんが）。認知症は血管性とアルツハイマー型に大別されますが、血管性のものは、大脳に入り込む細い動脈が詰まって小さい脳梗塞が無症状で生じ、その数が増えると発生します。血管性の認知症のみならず、アルツハイマー型も、高血圧のない人に比べて高血圧のある人に多いのは、やはり動脈が細くなって酸素や栄養素の供給が減るためと考えられます。

③腎臓系合併症　高血圧の状態が長引けば長引くほど、腎臓の機能が悪化します。心臓や脳の機能が悪くなるのと同様のメカニズムでそうなります。そして、遂には腎臓透析が必要となります。しかし、血圧を上一三〇、下八〇以下に保つと、腎機能低下の進行を劇的に押しとどめることが可能となります。

④**大動脈系合併症**　高血圧のある人では、大動脈の壁が固く、そして脆くなっています。その壁にヒビが入り、血管を包む膜との間に血液が入り込んだ状態が大動脈瘤《りゅう》です。俳優の石原裕次郎は、かつて胸部大動脈瘤破裂を起こしましたが、手術が間に合い、かろうじて一命を取りとめました。私の義父は、同じ状態で手術が間に合わず、七二歳で落命しました。

これらの合併症は、血圧のコントロールで予防できますから、簡単な構造の血圧計が人類の生命をかなりの程度に救ってきたと言えると思います。

高血圧の治療法

A　生活改善

高血圧は無症状のことが多いので、クスリを飲みたがらない人が結構ある、と前に書きました。最初はクスリを使わず様子を見て大丈夫な人の場合にも、はじめからどうしても薬物（降圧剤）を使わざるを得ない人の場合にも、生活改善が必要です。これはまた、高血圧の予防法でもあります。

①**体重のコントロール**　体重が多すぎると、それだけで心臓の負担が大きく、高血圧に結びつきやすくなります。食事や運動で体重過多を避けるべきです。その際参考になるの

が、体脂肪率（ＢＭＩ：Body Mass Index）です。体脂肪率は、体重を身長の二乗で割った数値（体重kgを身長m×身長mで割ったもの）です。これを二五未満二〇以上に保つのが理想です（一九未満はヤセすぎ）。アメリカ人の過半数が体重過多（ＢＭＩ二五以上）もしくは肥満（ＢＭＩ三〇以上）となっています。

②食事　野菜・果物をなるべく多く摂るようにします。脂肪食・タンパク食に比べて野菜・果物の摂取が少ないと、ホモシステイン（Homocysteine）という物質が血中に増加します。食事のバランスを判断するための指標となります。これが多いと、コレステロールが血管の壁にへばりつきやすくなり、高血圧の原因となります。

③食塩の制限　これも食事の一部分ですが、項を分けて述べます。なにしろ日本人は、醤油・漬け物・梅干しが大好きな人種ですから。私は血圧が高くはありませんが、レモンジュースに醤油を少量混ぜて、醤油の代わりに用いています。漬け物にも刺身にも焼きナスにも、なかなかいけます。ぜひお試しください。

味の素（ＭＳＧ：Mono-Sodium Glutamate）、これも問題です。分子構造が食塩に酷似しています。そのため、血圧への悪影響は食塩と同じです。これが市販の調味料の多くに含まれています。最近では上品な味の日本製おセンベイにも含まれていたりしますから、ご注

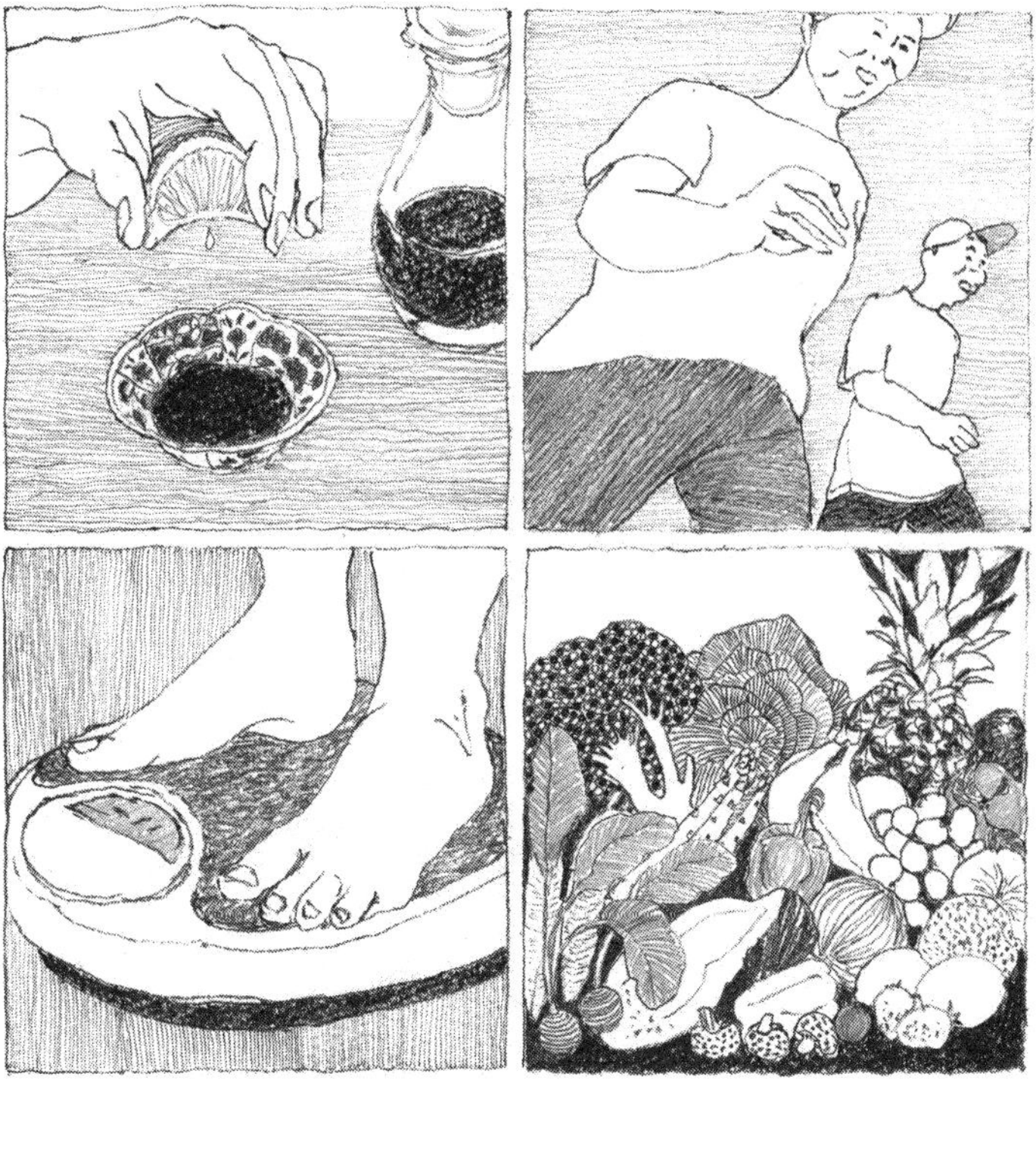

意を。そういう製品の成分表には「アミノ酸等」とごまかしの表示がされています。

食塩制限はしかし、極端も困りものです。一九八〇年代前半、ある日系二世ドクターから「お塩も醤油も味の素も全部捨てなさい」と言われ、その通りに実行した一世の患者さんがありました。この人は、血中ナトリウムが低下し過ぎて気を失ってしまいました。救急室へ運ばれて適切な処置を受け、やっと一命を取り留めました。

が、一般には食塩制限がなかなかできない人が多いのが現実です。

④運動　動脈の血管壁（そこに含まれる筋肉）を柔軟にし、血圧のコントロールに役立ちます。また、運動でＨＤＬコレステロールが増加します。ＨＤＬは、コレステロールを肝臓から腸に捨てる（運び出す）役目のリポ蛋白で、コレステロールを減らすことにより高血圧治療に貢献します。

散歩でも何でもよいのです。週に二回以上、各回三〇分以上を心がけてください。

⑤アルコール制限　アルコールは直接的には、血管拡張作用で血圧を下げます。しかし、アルコールは肝臓における脂肪代謝を阻害し、結果としてコレステロールを増やし、高血圧へと導きます。それに、アルコール摂取と同時に高塩・高脂肪食が入ってきやすいという問題があります。チーズ、すきやき、焼肉、焼鳥、ウニ、イカ、カニ、ホルモン焼き、

塩辛などなど……。愛飲家の方々、身に覚えはありませんか？

アルコールには利尿作用もありますから尿量を増やして血液を濃くし、そのため血中の塩分やコレステロールの濃度を高めてしまう、という問題も生じます。お気をつけください。
⑥禁煙　ニコチンには強い血管収縮作用があり、直接的に血圧を高めます。そのため喫煙中には、心筋梗塞や脳卒中（脳梗塞と脳出血）の発生率が高まります。愛煙家の皆さん、ご記憶ください。そして一日も早く禁煙を断行してください。禁煙補助の方法はいろいろありますが、禁煙成功のためには、ご本人の「決心」が一番大事な要素です。どういう禁煙補助法を採るかについては、かかりつけの医師に相談してください。

B　高血圧のクスリ

生活改善は確かに大切ですが、高血圧コントロールの中心は、なんといってもクスリ、降圧剤です。

高血圧に対して、どのクスリを使用するかは、個人別に判断します。判断の材料は、①人種や性別による効果の差異、②運動とか食事とかの生活改善ができる人かどうか、③他の病気（糖尿、心臓病、腎臓病など）をすでに抱えているかどうか、④クスリの安全性・副作用、⑤クスリの価格（保険の有無、保険の種類、と言い換えることもできます）、などです。

それぞれのクスリの種類につき、使われる頻度の高いものから説明していきます。

①利尿性降圧剤「オシッコの量を増やして血液のボリュームを減らし、そのことによる心臓負担の軽減と末梢血管抵抗の減弱で血圧を下げましょう」というアイディアで作られたクスリ。最も古くから存在し、最も安価。黒人、高齢者、肥満者、喫煙者でより有効。これだけでも五〇パーセントの患者で血圧コントロールが可能。他剤との併用も可能で、かつ効果的。

副作用は、カリウムやナトリウムなどの電解質を低下させ、血液濃縮効果により尿酸・糖・コレステロール・中性脂肪を高めがちなこと、など。

②ベータ・ブロッカー（Beta-Adrenergic blockers）心筋をリラックスさせることにより、心臓からの血液拍出量と心拍数を減らし、それによって降圧させるクスリ。ベータ・ブロッカーには、レニン（Renin、腎臓で産生されるホルモンで、血圧を高める）の分泌を抑える効果も。狭心症・心筋梗塞の既往・慢性心不全のある人に多用される。心拍数を減らすため、偏頭痛や不安症がある人の症状緩和効果も期待できる。

副作用として気管支のケイレンが起こり得るため、喘息・慢性気管支炎・肺線維症・肺気腫のある人には不向き。

③ＡＣＥ抑制剤（ＡＣＥ：Angiotensin-Converting Enzyme）アンジオテンシン（Angiotensin）はレニンとともに腎臓由来のホルモンで、同じく血圧を上昇させる。ＡＣＥ抑制剤は、このホルモンを活性化する酵素の働きを抑えることにより、降圧作用を発揮する。同時に交感神経の緊張を和らげる作用もあり、近年では降圧剤第一の選択肢として用いられることが多い。本剤によって高血圧患者の心筋梗塞や脳卒中（脳梗塞と脳出血）の発生率が低下することが統計的に証明されている。また、他剤との併用で降圧効果はより強力となり、腎不全や心不全の進行を抑える効果も期待できる。

副作用の少ないことも特徴。ただし、血中のカリウムを上昇させることがある。また服用者の約一〇パーセントに空咳《からぜき》が発生する。

④ＡＲブロッカー（通称ＡＲＢ）ＡＲはAngiotensin2 Receptors（アンジオテンシン２受容体）の略で、ＢはBlocker（阻害剤）の略。ＡＣＥ抑制剤に比べ、副作用としての空咳のないことが特徴。薬疹の発生も少ない。脳卒中（脳梗塞と脳出血）の発生率を下げ、糖尿病患者では心筋梗塞の発生率を低下させる。

ただし、心不全・腎不全の予防効果は、ＡＣＥ抑制剤に比べやや劣る。ＡＣＥ抑制剤と同様にカリウムの血中濃度を上昇させる傾向がある（利尿性降圧剤を併用すれば、この心配はなくなる）。

⑤**カルシュウム伝達路ブロッカー**（Calcium Channel Blockers）　末梢血管拡張作用により血圧を下げる。これのみで全人種の六〇パーセントにおいて高血圧の程度に関係なく有効。副作用は、頭痛、徐脈、便秘など。浮腫《むくみ》もあり得るので、心不全のある人には不向き。

⑥**レニン抑制剤**（Renin Inhibitors）　レニンは、腎臓由来のレニン・アンジオテンシン系と呼ばれる昇圧ホルモンの中心。その働きを抑えることにより降圧作用を発揮する。他剤との併用も可。副作用も少ない。

この六種類以外にも、アルファ・ブロッカー（Alpha-Adrenoceptor Blockers）、中枢神経抑制系降圧剤、アルドロステロン受容体拮抗剤、細動脈拡張剤、末梢交感神経抑制剤などがありますが、詳細は省きます。

現在、降圧剤を飲んでいる方も、飲まずに経過観察中の方も、ぜひ先に述べた「生活改善」を心がけ、「静かな暗殺者」の犠牲とならぬよう努めてください。お願いします。

「高血圧性脳症」という爆弾

秋の日は暮れやすく、家の外はもう薄暗くなっています。ふと気付くと、妻がまだ帰っていません。二〇一三年一一月のある日曜日のことでした。

妻は心理療法士で、友人宅でのセミナーを頼まれて朝から出かけていました。昼過ぎには戻る、と言っていたのでおかしい。おかしいと気付くと急に心配になりました。主催者へ電話を入れると、

「正午にはここを出られました」

とのこと。ますますおかしい。電話連絡もありません。こういうことでは普段、妻は割合にキチンとしているほうなのです。

それに、妻は十年来の高血圧持ち。なのに、副作用がドータラコータラと文句をたれて、しばらくクスリを飲んでいませんでした。

おまけに、父親は大動脈瘤破裂で亡くなり、母親は脳出血で倒れ、弟の冠状動脈にはす

でにステントが入っていました。何が起こっても不思議ではない、という血管障害家系。自分の部屋に閉じこもっていた一八歳の娘に「なんかオカシイ」と告げると、日頃家ではデレデレしている娘が、突然ピリッとなりました。

「ポリスへ届ける前に、近くのER(救急室)に電話してみよう」

頼みもしないのにインターネットで周辺のERを調べ上げ、次々と電話を入れてくれました。が、収穫ゼロ。

「探しに行こう」

と決め、冷凍のおにぎり温めて一つずつ胃に納め、さあ出かけよう、というところへ当の妻がひょっこり帰ってきました。顔色がよくありません。

「なんか頭が痛いし、吐き気もする」

と言うので血圧を測ると、一九〇を超えています。すぐに寝かせ、大急ぎで使用期限が少し切れた手持ちの降圧剤を飲ませました。それから話を聞きました。

セミナーを終え、受講者の何人かとおしゃべりをして友人宅を出たとき、急に疲れを感じたこと。そこまでは覚えているけれど、その後の記憶がない、とのこと。気がついたのはシルバーレーク(ロスアンゼルス郡内の町)の友人宅から少し離れた地点の車の中で、全

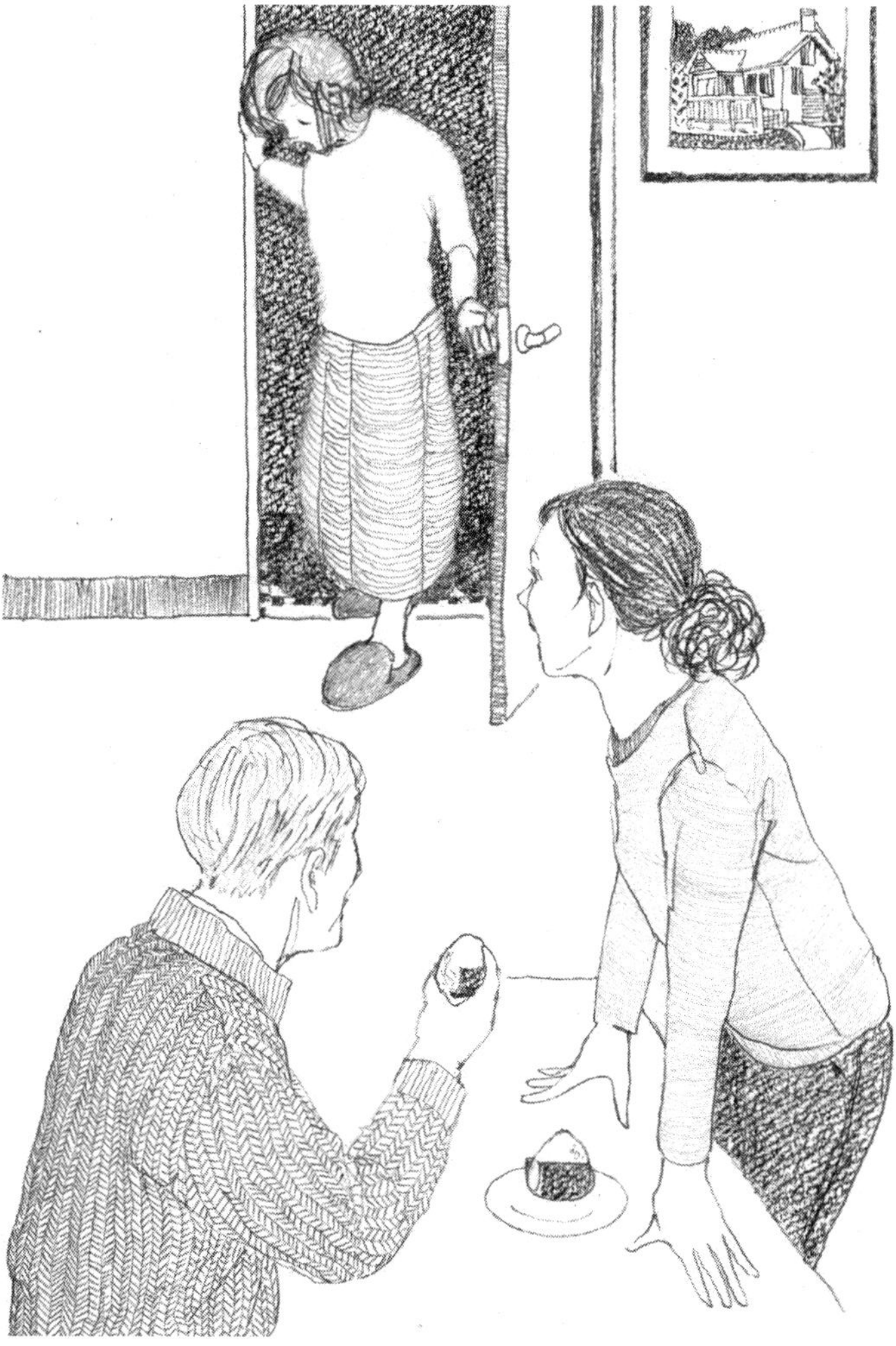

身の筋肉と両足の踵《かかと》がひどく痛んだ、と言いました。車の中で居眠りをしていたというより、失神していたことが疑われる話です。しかし、手足の麻痺やシビレはなく、言葉も弱々しいながら明瞭です。脳卒中（脳梗塞とか脳出血とか）ではないと判断しました。

とにかくその夜はそのまま休ませ、翌日、高血圧の発症時にお世話になった心臓専門医のドクター・バトラの診察を受けさせました。バトラ医師はインド出身で、市内セントビンセント病院における私の同僚。

「中程度の高血圧性脳症だったと判断します」

正午過ぎにかかってきた電話で、彼はそう言いました。高血圧性脳症！　私が思いもしなかった診断名です。だいいち、高血圧性脳症は死に直結する病状と思っていましたから、すぐには賛成しかねました。沈黙する私に、彼はさらに、

「覚醒後の全身の筋肉痛と踵の痛みは、一時的にてんかん症状（Seizure）を起こし、そのまま失神していたためと考えます。約七時間の記憶喪失もそれで説明がつきます。危ないところでした」

受話器を置いてから、私は大急ぎで教科書を開きました。

病気の定義としては、血圧の急上昇により脳障害が発生し、治療の開始が後れると元に

戻らぬ脳の変化が起こり、ときにはさらに死への転帰《てんき》をとる、というもの。ドクター・バトラから電話を受けたとき、私に浮かんだイメージに、そう間違いはなかったのです。しかし、細部に関する私の記憶はあやふやでした。なにしろ、私は自分の患者さんではこのケースに出会ったことがそれまでにありませんでした。一般的にも症例数が少なく、統計的処理は難しい、と教科書にはありました。

歴史的背景　この特殊な病状について初めて記載されたのは、一九〇〇年代初頭。高血圧性脳症（Hypertensive encephalopathy）という病名は、一九二八年オッペンハイマーとフィッシュバーグという二人の医師によって提起《ていき》された。

原因　まず、コントロールされていない慢性の高血圧。服用していた降圧剤を急に止めてしまうこと。妻のケースにぴったり。さらに、急性腎炎、妊娠中の高血圧、血管炎、薬物中毒など。

症状　救急来院時には、最高血圧が二二〇を超えていることも多く、激しい頭痛で発症するのが一般的。さらに、吐き気、嘔吐、イライラ感、めまい、視力障害（物が二重に見える、など）、手足の痙攣《けいれん》、意識の混濁、てんかん症状、など。

読むほどに、ドクター・バトラの診断に納得しました。

ドクター・バトラから電話を受けた昼休み、私は昼食も忘れて内科教科書を読み続けました。

診断　まず病歴と症状。確定診断には、ＣＴ（Computed Tomography）スキャンかＭＲＩ（Magnetic Resonance Imaging）検査が必要だが、特に軟部組織の変化も詳しく判定できるＭＲＩが有効。ＭＲＩなどで、脳の広い範囲にわたる浮腫（組織の腫れ）が証明されれば、確定診断になる。脳波検査でも特徴的な変化が確認できる。

治療　通常、緊急入院が必要。ＩＣＵ（集中治療室）にて心拍数や血圧、呼吸数などをモニターしつつ、静脈を通して降圧剤の持続点滴を行なう。

高血圧性脳症の発症時には、血圧は上が二〇〇で下が一三〇というのが平均値（上が一六〇、下が一〇〇で発症した例も記録されている）。これに対して急激なコントロールはせず、五、六時間をかけて徐々に降圧させる（一般に六時間後の最高血圧一六〇・最低血圧一〇〇が目標）。急激に下げると脳虚血（脳の組織に血液が循環しなくなること）が生じることがあり、そうなると麻痺などの脳卒中（脳梗塞や脳出血）と同じ後遺症もあり得る。

脳の浮腫に対しては、利尿性の抗浮腫剤も同時に点滴する。痙攣発作があれば、抗痙攣剤を併用。

発病のメカニズム　定説はまだ確立されていない。わかりやすい仮説は、大脳の細動脈《さいどうみゃく》が血圧の急激な上昇のため押し広げられ、血清成分が脳実質に浸入して浮腫を生じさせる、というもの。

予後　本来は可逆性の（つまり、元へ戻りうる）病変。ただし、初診時に昏睡や痙攣発作《ほっさ》を伴う重篤例《じゅうとくれい》では、種々の後遺症の可能性も。治療開始が遅れれば、死に至る経過をたどる例もある。

ここまで読んで、私はゾッとしました。もうランチどころではありません。妻が昨夜は死に損なったとわかったからです。

「本当は、ただちにＥＲ（救急室）へ連れて行くべきだった！」

と悔やむ気持ちが湧き起こりました。しかし……とも考えました。もしＥＲへ連れて行ったなら、妻は数日間の入院となり、わが家の日常は破壊されたはず。

ＥＲに行かなくても妻は無事でした。その結果から見れば、行かなかったのは正解でした。一方、朝になって見たら死んでいた、という事態もあり得たワケです。

「同じようなことがまた起こったら、今度はどうなるかわからない」

恐怖が私の胸を捕《と》らえました。妻はこれから、「高血圧性脳症（その可能性）」という爆弾を抱えて生きることとなったのです。普段は茶目っ気があり、怒ると途端に恐くなる妻でした（私には！）。が、これは最早そういう次元《じげん》の話ではありません。

妻はそれ以後、ドクター・バトラの言いつけを守り、キチンと降圧剤を飲むようになりました。やれやれ。考えてみると、妻の爆弾が破裂しかかったのは、不勉強な私にバチが当たったようなものでした。

おかげさまで妻は、これを書いている今もまだ私の傍《かたわ》らにいて大威張りで生きています。ですが、彼女の血筋には、血管系疾患《しっかん》のため亡くなったり重度の障害に陥ったりした者が多いのです。妻とともに、彼女の抱える爆弾も健在、と私は考えておかねばなりません。

認知症は予防できるか

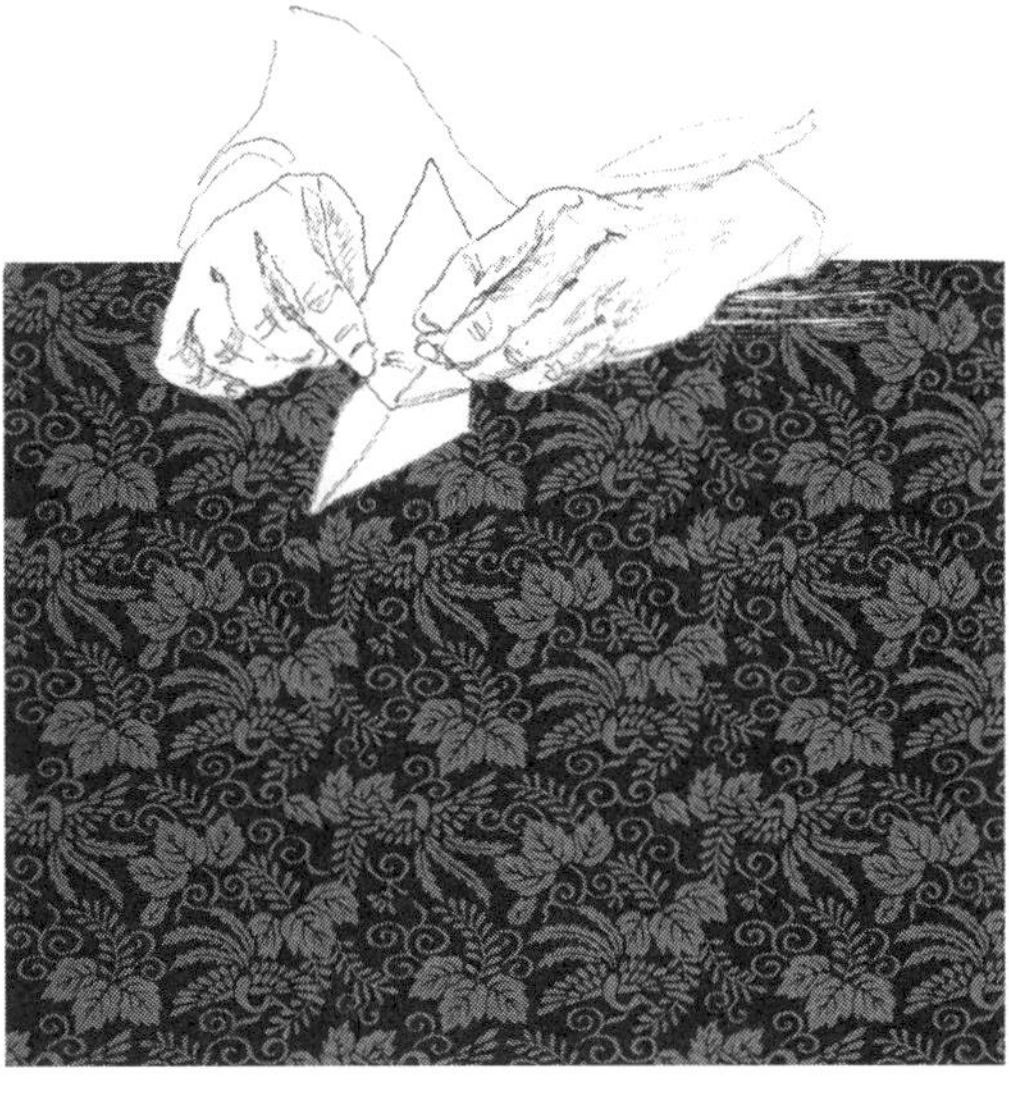

私は、二〇一九年四月末をもってリトル東京での外来診療から引退しました。少しはノンビリできるかと思いきや、イヤ忙しいです。患者さん方のカルテ（英語ではチャート）は、最後に診察してから七年間保存しなければならないという法律があります。その上、リトル東京のオフィスでどうしても捨てられないまま持ち込んだガラクタの山！　カルテとガラクタの箱と格闘している上、四月までの診療の残務整理があります。「助けてーっ」と叫んでも、もうスタッフはおりません。

その上、「六月になりゃ暇になるだろう」とタカをくってセミナーを一つ、引退前から引き受けていたのです。後悔先に立たず、とはこのことです。

テーマは「認知症は予防できるか?」主催は、「日系福祉権擁護会」（ＪＷＲＯ）と「高齢者を守る会」（ＫＳＣＡ）。ＪＷＲＯの健康相談室は一九七三年の発足。その頃、私の頭にはシラガが一本もありませんでした。ＫＳＣＡはKoreisha Senior Care & Advocacyの略号で、その発足は二〇一六年二月。それまで非営利で日系社会所属の財産だった「敬老看護ホーム」など四施設が投資会社へ売却された折に設立されました。ＫＳＣＡとしてシニア向け健康プログラムを提供する第一回目が、このセミナーでした。そのスピーカーという大任を私は負ったのでした。

六月二三日（日曜日）当日に私は、おおよそこんな話をしました。

皆様こんにちは！　私は、四月末までリトル東京の開業医（いわゆる町医者）でした。神経内科とか精神科とかの専門医ではありません。ましてや、脳神経細胞に関わる生化学者でもありません。

したがいまして本日は、長い間に患者さんやご家族といっしょに私が学んできたことを、ここで皆さんにお話ししたいと思います。よろしくおつきあいください。

「認知症は予防できるか」が本日のテーマです。この設問への答えは、「認知症のタイプによる」ということになります。ただし、発症と進行を遅らせることを「予防」と考えれば、タイプによらず可能です。ただし、ともう一つ「ただし書き」が付きます。認知症の一つ、アルツハイマー型には、症状がきわめて早期に（つまり、若年で）現われるタイプがあります。このタイプを発生させる異常遺伝子も発見されていますが、予防は困難です。アルツハイマー患者全体の中で占める割合は一パーセント未満です。歴史的には、一八歳で発症という記録もあるのですが、今日はこのタイプは除外して話を進めます。

認知症はどんな病気？

認知症（老人性痴呆）のタイプ

A　アルツハイマー型認知症（一九九〇年代になって判明したレビー小体型Lewy bodies typeなどの亜型もあり）

アルツハイマー型の名称は、ドイツの精神科医アロイス・アルツハイマーに由来しています。アルツハイマーは、一九〇六年に四六歳女性の例を医学会で発表。当時は若い人に発生する痴呆症と考えられていましたが、その後やはり高齢者に多い病気と判明しました。

アルツハイマー型認知症は、六五歳以上で発生する「晩発性」と六五歳未満で発症の「早発性」とに分かれます。晩発性がアルツハイマー患者全体の九五パーセントを占め、早発性は、すでに述べたすこぶる若年で現われるタイプも含めて五パーセントです。

アルツハイマー型は、認知症全体の六〇ないし七〇パーセントを占める、と言われています。女性にやや多いのですが、理由は不明。人種間の発生率の差はありません。

アメリカでは、六五歳以上の六パーセント、四〇〇万人強にアルツハイマー型認知症がみられます。家族への影響、メディケア（政府管轄の高齢者保険）・メディキャル（政府管轄の低所得者用保険）への負担を考えただけでも、社会的・経済的な大問題となっていることは明らかです。

B　血管性認知症

これは、大脳の細い動脈が知らぬ間に狭くなり、知らぬ間にいくつも詰まって脳細胞へ酸素が回らなくなり生じる認知症です。

私の父親がこれでした。父は、ある国立大学の英文科教授で、定年退職後は都内の某女子大で八〇を過ぎても教えていました。認知症（ボケ）とは無縁の男、と本人はもとより周囲も信じていました。ところが、八四歳のとき踏み台に乗って高いところの物を取ろうとして落ち、背骨を圧迫骨折。その結果、ボケました。骨折部からの出血で血栓（血の塊）ができ、これが大脳の毛細血管をいくつも詰まらせて生じた痴呆症でした。

私は、親の世話に熱心だった兄の命令で（逆らえませんでした！）ある年の暮れ、父親の世話のため訪日。

「年末から正月にかけての五日間、家で面倒見るように！」

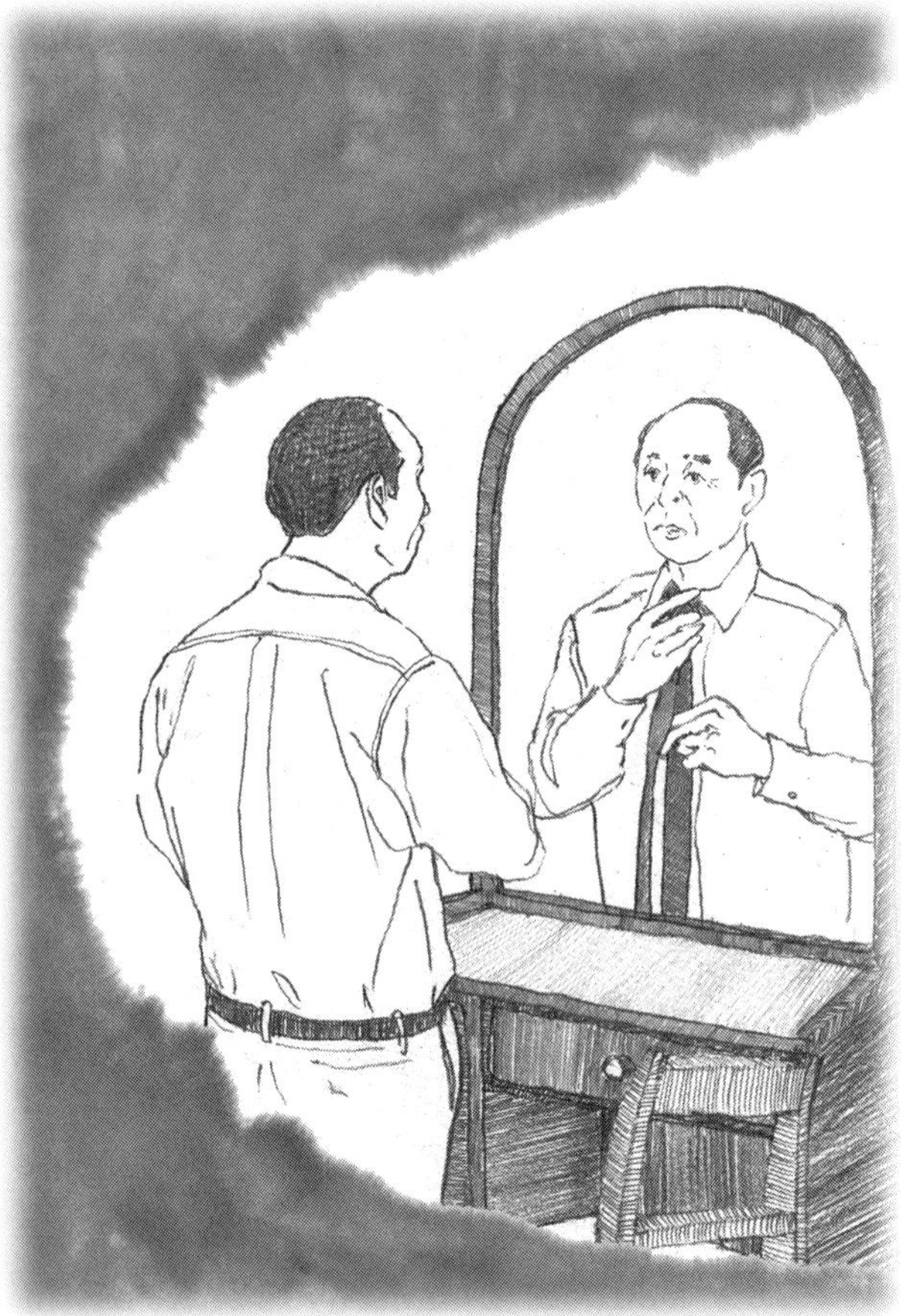

と、兄は父が入居していた施設から言い渡されていたのでした。私は「なんか変！」と思いましたが、日本の施設にはそういう所が多いと聞かされました。私の滞在中、父は夜中になるとキチンと背広を着てネクタイを締め、「大学で教えてくる」と張りきって出かけようとしました。「今は夜中だから」と押しとどめると、「わしをバカにする気か！」と怒られました。父のその時の剣幕は今でもよく覚えています。

私の父が陥った血管性認知症は、脳動脈の毛細血管が狭くなって生じるタイプですから、ライフスタイルが悪ければ何歳でも起こり得ます。その意味では「生活習慣病」の一つと言えます。しかし、実際にはメディケア年齢（六五歳）以降の発生が大部分を占めます。これは、やや男性に多いタイプです。アルツハイマー型はやや女性に多いワケですから（前項参照）、両型を押し並べて見れば男女差はなくなります。この点、世の中なかなか公平です。

C　混合型

これは、アルツハイマー型のうち食生活などのライフスタイルが悪いため病状の進行が早まるグループです。「そうなるのを抑えるにはどうしたらよいか」が本日のテーマですから、これもアルツハイマー型に含めて話を進めたいと思います。

すべてのタイプを合わせると、認知症患者が各年齢層中に占める割合（罹患率）は、年齢が五歳増えるごとに倍増します。アメリカでは、八五歳以上になると五〇パーセント近くに達します。これは、アラハチ（私の造語でアラウンド八〇歳の意味）の私にとって、とてもオソロシイ数字です。なにしろ私は、八四歳でボケてしまった男の息子です。

認知症の症状

認知症が恐ろしい大きな理由の一つは、それが家庭崩壊に繋がりかねない点にあります。家庭崩壊とはこの場合、認知症患者の介護のため他の家族が過労で病気になったり、精神異常を来《きた》したりすることを指します。

認知症による家庭崩壊をどうやって防ぐか。これはとても深刻な問題ですので、原因や診断法に先んじて症状についてお話しします。

症状は普通、三段階に分けて考えられています。

第一期　忘れっぽくなる、学習能力や学習意欲が低下する、判断力や計画力も低下する、などが症状です。判断力の有無が、正常の老化と認知症を区別するポイントとしてよく引き合いに出されます。例えば、車のキイをどこかに置き忘れるのは正常の老化で、車のキイを見ても何のための物かわからないのが認知症です。

情緒の不安定も始まります。これは、物忘れのためご本人がフラストレーションを起こして生じます。物忘れのためのストレスや家族に迷惑をかけているという辛さ・悲しさをご本人自身がシッカリ感じます。

脳の諸機能のうち、感情面は保たれているため、涙もろくなったり、怒りっぽくなったりします。この辺をわかってあげるのが、介護する側には大切なこととされています。怒りが暴力といった行動に現われると、第二期となりますが、怒りでもって第一期と第二期の線引きはしにくい面もあります。

この段階では、その人に特有の性格に変化はなく、本来の人格が崩壊することもありません。

第二期　徘徊《はいかい》、出かけると家に帰れなくなる、判断力がさらに低下する、などの症状が出ます。遠くに住む子どもがたまに訪ねてくると、「どこかでお会いしましたか?」などと聞いたりします。やがて被害妄想や暴力を含む行動上の問題が顕著となってきます。早く手を打たないと、家庭崩壊に繋がりかねないステージです。

徘徊して家に帰れなくなる典型的な例が、拙著『万里子さんの旅――ある帰米二世女性の居場所探し』（論創社、二〇一一年刊）の主人公・大石万里子さんの義妹さんです。大石さんは一九二二年アメリカ生まれで日本育ち、そして嫁ぎ先の満州から引揚げ、現在はロスアンゼルスに住む方です。実弟の整《せい》さんは、昼間は製図の専門家として仕事をし、夜はアルツハイマー型認知症の妻と中学生の息子の世話をしていました。疲れて夜寝ていると、夜半を過ぎて戸を叩く者があります。玄関のドアを開くとロスアンゼルス市警の警官が立っていて、「この人はあなたのワイフか？」と聞きます。見ると傍らに妻がションボリ佇んでいる、そんなことがしょっちゅうあったそうです。

南カルフォルニア日系社会で有名な方にも、フリーウェイに乗って帰れなくなりハイウェイパトロールに保護された例や、行方不明となって新聞に載った例などが、最近ありました。

被害妄想は、初めはお金をどこかに隠して忘れ、家族が盗ったと疑う程度（「嫁が盗んだ！」とか）。そのうち「家から追い出されようとしている」と騒ぎ出し、家族に暴力を振るったりするように。幻覚が生じ、攻撃性が出て暴力沙汰になるケースは、看護ホームのアルツハイマー・ユニットでも時々見られます。

第三期　全身の機能が失われていきます。運動機能の障害は、前傾姿勢の小刻み歩行か

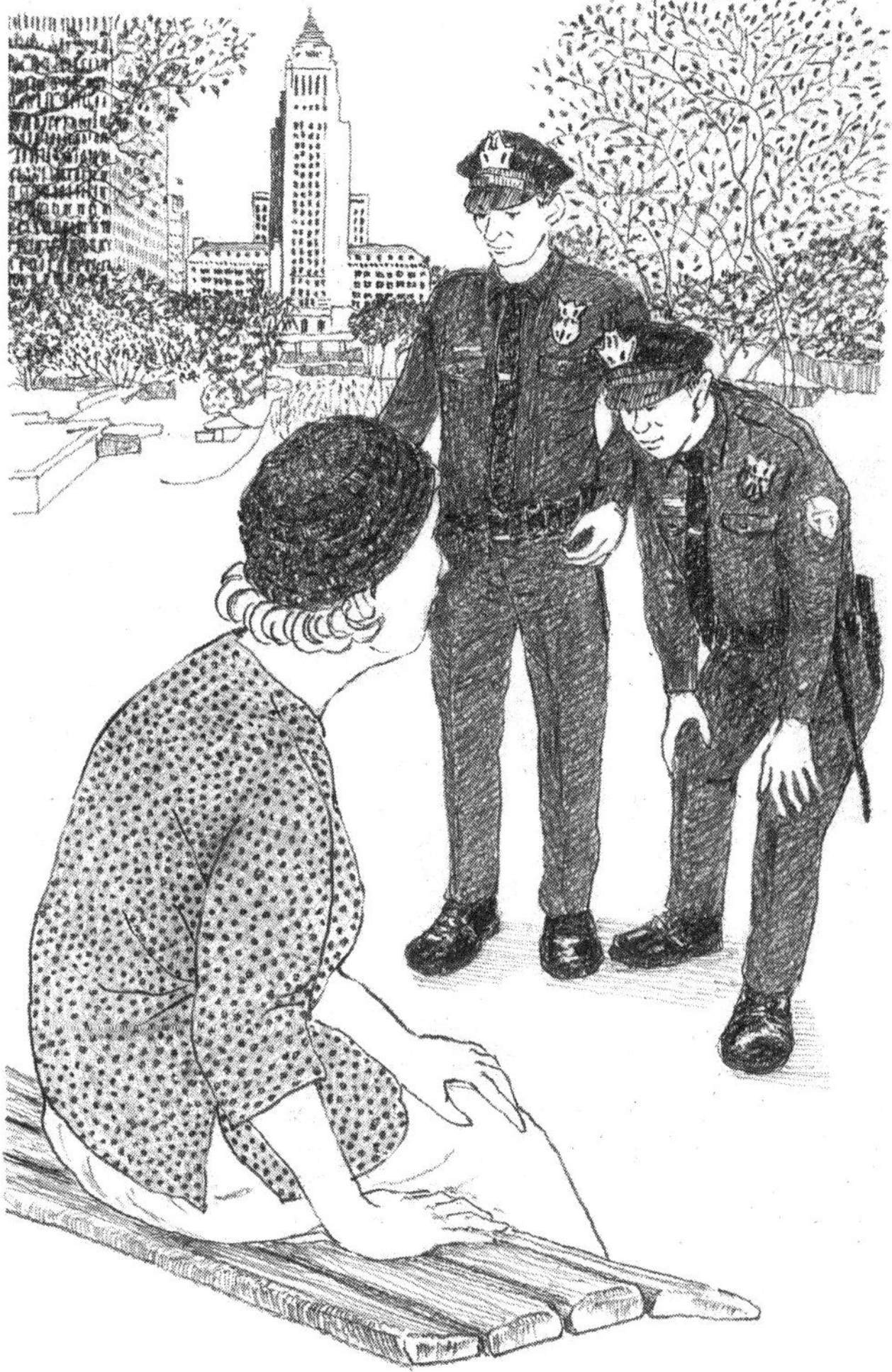

らスタートする例が多いようです。その歩行を会場いっぱいの皆さんに実演してお見せしましたが、私もそのとき七八歳。真に迫っていたと思われます。この段階になると、パーキンソン徴候を比較的早期から伴うレビー小体型に大変似通ってきます。歩行障害に伴い嚥下困難なども始まり、遂には寝たきりとなります。

第三期になると、一般には看護施設入りとなります。私の患者さんの一人は、通いのナース付きで家で介護を受けましたが、ご家族が大変でした。

認知症の原因

A　**アルツハイマー型認知症**　遺伝プラス生活習慣（美食とか運動不足など）。決定的な要因は遺伝子で、晩発性（つまり六五歳以後にあらわれるもの）では第一九染色体に異常が発生し、アポリポ蛋白E（ApoE）と呼ばれる危険因子が脳内で作られます。アルツハイマーの発症と症状の進行は、ライフスタイル（生活習慣）が悪いと加速されます。

B　**血管性認知症**　生活習慣プラス体質。暴飲暴食すれば、四〇歳代でも起こりうる問題です。一方、気をつけているのにコレステロールが下がらない、という人が世の中にはいらっしゃいます。体質としか言いようがありません。こういう方は、飢饉の時は有利です。草の根・木の根を食べても、シッカリ栄養分を体内に保持します。この体質は女性に多く、彼女らがいたおかげで人類は続いてきた、と言えます。しかし、飢饉がめったにない現代では不利です。美味しいものが食べられません。体質だから放っといてよい、ボケてもよい、とはなりませんので、この後の話にご注目ください。また、こういう体質の方が美食すれば、認知症傾向は加速されます。

アルツハイマー型と血管性を合わせれば、生活習慣が認知症の原因として占める比重がいかに大きいか、ご理解いただけると思います。

C　影響因子（加速因子・危険因子）　他の病気（糖尿病・高血圧・甲状腺機能低下症・うつ病・転倒による骨折・高脂血症など）、喫煙、飲酒など。

糖尿病で血中に溜まったブドウ糖は、エネルギー源に変換されるため中性脂肪となります。中性脂肪が増えると血流が悪くなるだけでなく、コレステロールが増える原因ともなります。このため、糖尿のある人では、ない人に比べて、認知症発生率が一・三倍ないし一・八倍高いと報告されています。

一方、高血圧の大半は、動脈が硬化して起こる本態性高血圧です。認知症に繋がる大きな危険因子です。甲状腺の機能が低下すると、全身の代謝（Metabolism）が不活発となり、体内のカロリー消費が減る結果、脂肪代謝が悪くなり、脂肪が血管内に溜まりやすくなります。うつ病でも、心身の活動は極端に不活発となり、脂肪代謝が悪化します（私も若い頃うつ病を経験。辛い辛い病気です）。

転ぶと、私の父の例のように骨折し、骨折部から脂肪の粒子や小さな血の塊、つまり血栓が出て、脳の細い血管を多数詰まらせることになりかねません。

喫煙すると、ニコチンの作用で血管を緊張させ、血管内腔を狭くします。その結果、血栓が脳動脈の毛細血管に引っかかりやすくなります。タバコのヤニからは毒性の化学物質が多く検出されており、これらは血流を悪化させ、血栓を作りやすくします。

アルコールそのものは、血管をリラックスさせるので悪いとは言えません。しかし、度が過ぎると肝臓の機能を悪くし、脂肪代謝、つまり余分の脂肪を腸へ捨てる働きを低下させてしまいます。それに、アルコール好きの人は脂肪食・高塩食もお好き、という問題もあります。大変です。

外食やテイクアウトの問題にも触れておきたいと思います。外食産業の「三種の神器」は、食塩・砂糖・味の素と言われます。それに脂肪分を多用し、即時的満足感を顧客に与えようとたくらみます。お客の健康などは二の次です。現代は「今だけ、金だけ、自分だけ」の時代とか。外食産業にもそれが当てはまるかも知れません。要注意です。

認知症の診断

診断はまず、ご本人の訴えに耳を傾けることから始まります。皆さん、ほぼ例外なく「忘れっぽくなった」とおっしゃいます。しかし、どなたも初期には対応がご立派です。言葉遣い（敬語）も、こちらよりよっぽどシッカリしておられます。こうなると、やはりご家族からの情報が必要となります。ヤカンやナベを焦がしていても、ご本人はそれを記憶していない場合が多いからです。

簡単な記憶力テスト、ＭＭＳＥ：Mini-mental state exam（日本の「改訂長谷川式簡易知能評価スケール」に相当）などもありますが、効果は「診断の補助」といった程度です。これに頼りきることはできません。アルツハイマー遺伝子の検定や特有のタンパク質の検出は可能です。しかし、それらの検査は高額で保険はカバーしませんから、診断上一般には用いられません。

ＣＴスキャンには、血管性認知症特有の画像変化が出ます。ＭＲＩはアルツハイマー診断に役立ちます。「原因」の項で触れた異常染色体で発生するアポリポ蛋白（ApoE）の指令で、アミロイド・ベータ蛋白（Amyloid Beta Protein）という物質が大脳皮質に沈着します。これがアルツハイマー特有の「老人斑」（Senile Plaque）を形成。ＭＲＩがこれを画像で捉《とら》えます。

他にも高度で高価な画像検査が鑑別診断のために開発されているようです。が、現段階ではアルツハイマー型でも血管性でも、認知症治療薬の内容は同じです。鑑別診断を徹底することにあまり意味があるとは思われません。

臨床的には、日常生活に何らかの困難が生じたとき、認知症の診断が下されます。

ここで通常なら「治療」となるのですが、画期的な治療法はありません。せいぜい正常の脳細胞を刺激する、といった程度。ですから、治療は予防法にチラチラと含めることとし、省略します。

認知症の予防法

やっと表題の「予防法」です。ここは、

A　動脈の内側（内腔）が狭くなったり詰まったりしないよう努める

B　脳細胞を刺激する

C　クスリ

この三つに分けてお話しします。

A　動脈の内側が狭くならないようにするには？　詰まらないようにするには？

①食事でコレステロール、中性脂肪、糖分をコントロールしましょう。そのため特に動物性の脂肪や炭水化物・甘いものは控え目にし、野菜・果物・ナッツ類を多く。タンパク源は、豆腐・納豆・鶏肉・ターキー・魚に頼るようにしましょう。

認知症予防の文献を調べると、必ず「地中海食が良い」と出てきます。具体的には、野菜・豆類・果物・魚・ナッツ類・タネ類（ゴマ、ヒマワリのタネなど）・オリーブオイル・山羊乳からの乳製品、そしてワイン少々（特に赤ワイン）といった按配です。実際にも、地中海地方の人々には認知症発生率が低く、発生しても進行が遅いことがわかっています。おまけに、この地方の人々は長寿です。

動物実験では、ネズミにベリー類（ブルーベリー、ストロベリー、クランベリーなど）を多く与えると、正常のネズミでもアルツハイマー遺伝子を持つネズミでも、認識能力（つまり、危険などを察知する能力）が改善するとの報告があります。

アルツハイマー型では、大脳にアミロイド・ベータ蛋白という異常物質が蓄積すると先に述べましたが、もう一つの動物実験によるとカレーに含まれるクルクミン（Curcumin）という成分は、この異常物質の蓄積を抑えるとのことです（実は、私はカレー大好き人間です。ボケぬための希望をカレーに託しています）。生姜やニンニクにも似た作用がある、とはこの地の自然療法専門医・小澤栄治先生からの情報です。

二〇〇六年に発表された高齢日系米人一八三六人を対象とした九年間の調査によると、果物と野菜のジュースを毎日摂取するグループは、摂取しなかったグループに比べアルツハイマー発生率が顕著に低下していたそうです。同様の結果が、一般米市民対象の調査でも確認され、二〇〇七年に発表されています。

日本食は健康食、と多くのアメリカ人も信じているようですが、塩分が問題です。多量の塩分は血液を濃くして血流を悪化させ、血栓を作りやすくしてしまいます。要注意です。

②**水分**を充分に摂取しましょう。水分の摂り方が少ないと血液が濃くなり、コレステロール含め検査結果がすべて上昇します。また水分不足で血が濃くなると、血栓ができやすくなります。水を飲むことで腎臓が守られます。腎臓が悪くなると、本来排泄されるべき成分（老廃物）が脳へ逆流して脳の機能を低下させてしまいます。水は一番安い認知症・腎臓病予防薬です。

③**運動**をしましょう。二〇一九年五月のＬＡタイムス（Los Angeles Times）で九七歳女性の水泳マスターズ・チャンピオンが紹介されました。この人が今も頭脳明晰《めいせき》である理由をご一緒に考えてみたいと思います。人間の身体は、おおざっぱに言えば、引き算の結果です。つまり、入れたものマイナス出したもの（食べたものによるカロリー引く運動量）です。言い換えれば、食べる量に比べて運動が足りなければ、太るだけでなく血管に脂肪が溜まってしまいます。運動することで、これが防げます。

運動することには、もう一つ効果があります。筋肉を使うとエンドルフィンというホルモンの一種が血液中へ分泌されます。エンドルフィンは血管をリラックスさせることで血流を良くし、血栓をできにくくします。それに、筋肉が発達すれば転びにくくなり、その分、骨折による血栓の発生を予防するという効果もあります。

文献を調べたところ、六五歳以上のアメリカ市民一七〇〇名を六年間観察した調査結果がありました。これによると、一日に一五分の運動を少なくとも週三回やったグループは、週三回未満のグループに比べ、認知症発生率が四〇パーセント近く少なかったとのことです。同じ六五歳以上の人々に六か月間「早歩き」の運動をさせたところ、大脳の知覚領域の活動が高まったとのことです。これはＭＲＩで証明されました。知覚領域は、記憶・学習・思考・決断・言語能力などに関わる部分です。

ネズミを用いた実験では、運動させると脳に入る毛細血管と神経伝導路の数が増え、記憶と学習に必要な脳成長因子（Brain growth factor）のレベルを上げることができる、とのこと。つまり、運動が脳に与える効果は、動物実験でも証明されつつあります。

④他の病気（前述の加速因子）をきちんと治療することが大事なことは、言うまでもありません。

⑤予防薬としては、種々の抗コレステロール剤やアスピリンなどの血液凝固抑制剤など

がありますが、これらについては後でもうちょっとまとめて述べます。

B　脳細胞を刺激するには？

①趣味　特に、指先を使うものがよいとされます。ピアノ、刺繍《ししゅう》、絵、折り紙、縫い物、刺し子など。わが家で何か壊れるとすぐ直しに来てくださるハンディマンは、一〇一歳。元は熟練の家具職人だったというこの方、人に直し物を頼まれると夜ベッドに入ってから「どうやったら上手く直せるか」と考えるのが楽しくて仕方がないそうです。こうなるとそれはもう仕事ではなく、趣味そのもの。この方の頭脳は現在も一〇〇パーセント清明です。

私は、自慢じゃないですがピアノも刺繍もできません。そういう余裕は、生い立ちの境遇においても才能的にも恵まれませんでした。そこで、

「私が好きな庭仕事だって、手と頭を使います。これも加えておきたいと思います」

と声を張り上げたところ、皆さんニッコリ。同感の方が多かったのかも知れません。

こんな調査結果もあります。高齢の尼さんと牧師さん七〇〇名を四年間観察した結果です。知的活動（何かの趣味を毎日やる、新聞を読む、ラジオを聞く、パズルをする、博物館へ行く、など七項目）を最も多くしたグループでは、最も少ないグループに比べてアルツハイマー発生率が四七パーセント低かったそうです。同じ趣旨の研究結果は、他にも多数報告

されています。なぜそうなるかは充分に解明されていません。一つハッキリ言えることは、脳も他の臓器と同じように、使わないとダメになるということです。

②人との交流・社会活動　友人・知人が多く、人とのつきあいが頻繁で、いろいろの社会活動に参加している人ほど、そして社会的ネットワークが充実している人ほど認知症に罹《かか》る率が低くなります。その意味では、ボランティア活動は、それをしているご本人にとって有益です。「情けは人のためならず」——昔の人は、良いことを言いましたね。

③運動　平常より呼吸数・脈拍ともに上昇し、静止時より多くの酸素が脳へ送り込まれ、脳細胞の代謝が活発となります。運動の効果については、すでに前項でも述べましたが、もうひと言加えておきます。よく女性が二、三人連れ立ってオシャベリしながら散歩している姿を見かけます（男性はそういう点、不器用！）。あれはもういいことずくめですね。エネルギーを消費してカロリー制限に役立つだけでなく、皮下脂肪を筋肉に置き換え、その上、話すことで盛んに大脳を刺激しているワケです。

C　クスリ

〝認知症予防薬〟と称するものは存在しません。しかし、コレステロールが高い人では、これを下げることで認知症の発症と進行を遅らせることはできます。また、遺伝が原因の

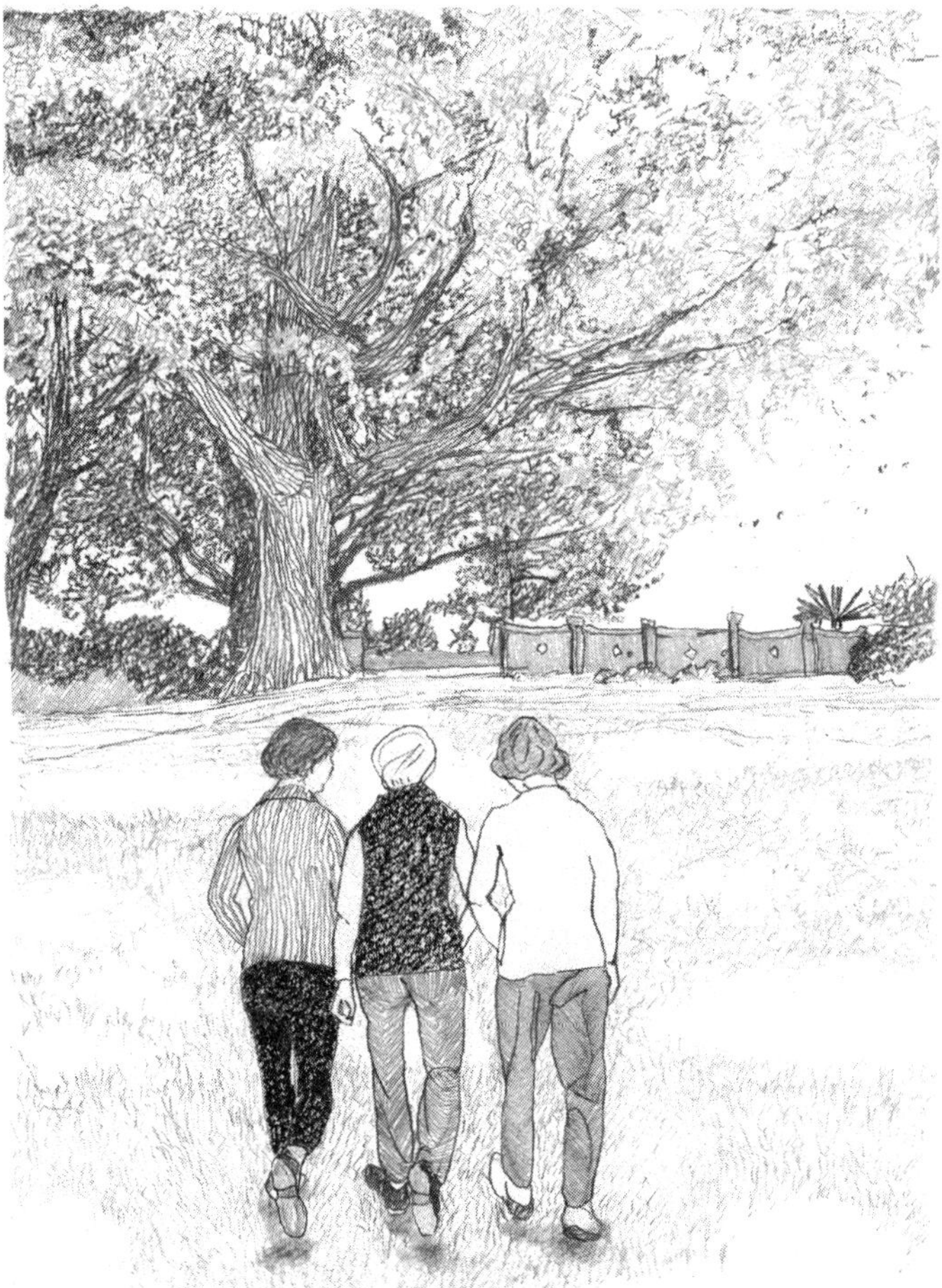

アルツハイマー型でも生活習慣の影響が発症と進行に対し、いかに大きいかは、冒頭で述べた通りです。

①抗コレステロール剤　コレステロールを下げるのに食事・運動で効果が不十分ならば、クスリを使います。いろいろな種類がありますが、副作用もあります（主に肝障害と筋肉障害）。コレステロールを抑えればただちに認知症が予防できるといった即効性はありませんが、高コレステロールを長く放置すれば認知症リスク（特に血管性の）が高まることも確かです。

②抗血液凝固剤　アスピリンやプラビックス（Plavix：物質名Clopidogrel bisulfate）など。血液中には血小板と呼ばれる小さな血球があり、血液を固まらせて傷口などからの出血を止める血液凝固システムの一部を成しています。これらのクスリは、血小板の機能を抑えることにより血液を固まりにくくする、つまり血栓を作りにくくする効果があります。これによって血液の流れを良くします（血を薄くするクスリblood thinnerとよく呼ばれますが、適切な表現ではありません）。そうやって脳の毛細血管が詰まることを抑え、主に血管性認知症の予防に役立てます。ギンコー・ビローバ（Ginkgo biloba）というイチョウの葉から抽出《ちゅうしゅつ》した民間薬が、認知症予防薬として売られています。その効果のしくみはやはり、

血を固まりにくくする、というものです。ヨーロッパの統計では「効果あり」となっており、一方アメリカの統計では「効果なし」と出ています。アメリカでは、製薬会社の圧力が強いからかも知れません。前出の血液凝固抑制剤と併用すると出血傾向が高まるので、併用は避けたほうが無難です。

③認知症治療薬の早期利用は？　「ボケないよう、今のうちから認知症治療薬を飲んでいたい」という患者さんは、私のオフィスにお見えの方の中にも何人かありました。これは、あまりお勧めできません。「認知症には治療薬はあるが、治癒薬はない」とよく言われます。つまり、まだ残っている正常の脳細胞を励ます（刺激する）ようなクスリは存在しますが、ダメになった脳細胞を再生させるクスリはありません。正常の脳細胞を必要以上に早期から刺激すれば、早く細胞機能が疲れてしまう可能性があります。それに、治療薬は副作用を伴います。よく使われているクスリの例を挙げますと、アリセプト（Aricept物質名Donepezil）には胃腸関係のもの（吐き気・胃痛・下痢など）が多く、ナメンダ（Namenda日本ではメマリー、物質名Memantine）には神経系統のもの（めまい・頭痛・失神など）が見られます。治療薬の早期利用は、そういうワケで一般に勧められていません。

④ビタミンD　これは転倒予防のためです。私は五年前、踏み台から落ちて肋骨を二本

折りました。かろうじてボケは免れたようですが、以後ビタミンD一〇〇〇単位の錠剤（処方箋不要）を毎日服用しています。次に転んだら、父親と同じ運命をたどるかも知れませんので！

認知症予防の目安（指標）となる要素

A　血液検査結果

①総コレステロールと中性脂肪　これらは血管の内腔を狭くし、血液の流れを悪くしますので、その値に注意していただきたいと思います。

②ＨＤＬ（High Density Lipoprotein 高密度リポ蛋白）　よく善玉コレステロールなどと呼ばれていますが、コレステロール（つまり脂肪）の一種ではなく、肝臓からコレステロールを腸へ排泄する（運び出す）役目のタンパク質です。運動効果の判定に役立ちます。運動を充分にすると上がります。タバコやストレスで下がります。これが高いと脳卒中（脳梗塞と脳出血）発生の危険度が低下することが、統計的に証明されています。血管性およびアルツハイマー型認知症の進行も抑えられます。運動効果の表われ方には個人差がありますが、その効果判定にもってこいの検査値です。

③ホモシステイン（Homocysteine）　これは、現在の食事のバランスを見るのに役立ちます。つまり、野菜・果物群に対する脂肪・タンパク食群のバランスです。お野菜チームが劣勢で脂肪・タンパクチームが優勢だと、ホモシステイン値が高くなります。ホモシステインは、コレステロールを血管の壁にへばりつきやすくします。言ってみれば「コレステロールにとっての糊」みたいな物質です。これが高いと脳卒中（脳梗塞と脳出血）や心筋梗塞に直結するといった因果関係は証明されていませんが、野菜や果物をしっかり食べてホモシステイン値を正常に保つ努力は、認知症の発生と進行を抑える結果に繋がります。

これにも個人差はあります。「一生懸命野菜を増やし肉類を減らす努力をしているのに、なかなか下がらない」という方があります。そういう患者さんには、私は「努力されているおかげで、この程度ですんでいると思います」と申し上げていました。一方、「野菜は嫌いだから、あまり食べない」と断言する人で、意外やホモシステイン値正常なんて方もあります。こういう患者さんに向かって私は「あなたは、ライオンやトラみたいに、ご自分の体内でビタミンを作り出していらっしゃるんですかねえ」と申し上げていました。いずれの方にとっても、ホモシステイン値の変化を半年に一回くらい追うことは大事、と言えます。

④尿素窒素（Blood Urea Nitrogen、略号はＢＵＮ）**とクレアチニン**（Creatinine）

これらの値は、水分を充分に摂取しているかの目安となります。水分が足りていて、しかもこれらの値が高ければ、腎不全の疑いとなります。

⑤ビタミンD　血中レベルが三〇以下の方は錠剤で服用し（普通一日一〇〇〇単位からスタート）、転倒を予防しましょう。

⑥水銀値（Mercury level）　これは、もしかすると「蛇足」かも知れません。一般に水銀が認知症の原因とは考えられていませんから。しかし、血中に入った水銀が神経毒ということはよく知られています。その症状は、初めはシビレ感といった末梢神経症状ですが、遂には脳の機能にも強く影響することは、あの水俣病を通して世界中に知られるようになりました。水銀値が高いのに放っておけば、認知症に悪影響が出ることは間違いありません。特に日本人は海の魚が大好きな人種です。海からの魚に水銀が含まれるのは、人間の成せる業《わざ》です。工場排水に有機水銀が含まれていることが多いからです。一年に一度は調べることをお勧めします。

B　頸動脈超音波テスト（Carotid Artery Doppler Study）

コレステロールは動脈の内壁にへばりついて、動脈管を細くします。頸動脈は体表面に接する動脈としては最も大きく、しかも心臓からの酸素と栄養分を脳へ送り込む大役を果たしています。それを超音波テストで調べると、その内腔がちゃんと保たれているか、狭くなっているか、一目瞭然の画像として示されます。

C 体重

人間は「入れたものマイナス出したもの」という引き算の答え、と前に申しました。体重の変動は、栄養管理が上手くいっているかどうかの大切な目安です。「一家に一台体重計」と申し上げておきます。

認知症「予防法」のまとめ

①運動を心がける
②趣味を持つ
③何か社会活動を行う（人と交わる）
④食事に気をつける
⑤水分を充分に摂取する

以上で「認知症予防」の話は終わりましたが、最後に私は部屋いっぱいの参加者を前に

「認知症による家庭崩壊を防ぐには、施設が必要」という主旨で、次のように訴えました。

「人間、アタマとカラダが同時にバテてしまうなら、話は比較的簡単です。人の手が充分なら家庭で、そうでなければ看護ホームでお世話することとなります。しかし、カラダはシッカリしていてアタマがバテると（つまり、ボケると）事情は複雑となります。徘徊や被害妄想が始まれば、施設に入っていただく必要に迫られます。ところが、いっしょに住んでいない家族が『お父さんが可哀想』などと反対したりします。でも、状況が悪くなれば、コミュニティの中で施設が使えるようでなければ、他の家族に精神的な病気（うつ病など）やその他の病気が発生し、家庭崩壊へと繋がります。施設は絶対に必要です。

しかも、入居費が支払えない人・入居していて私費が底をついてしまう人のためには、メディキャルで安心してお世話してもらえる施設、つまり非営利の看護施設が必要ということになります。

そういう施設の再生のためにこそ、『高齢者を守る会』は運動を続けています。皆様のご協力を切にお願い申し上げます。

（注：メディキャルMediCalは、カリフォルニア州における政府管轄の低所得者用健康保険。他州ではメディケイドMedicaidと呼ばれます。）

アラハチを生きる

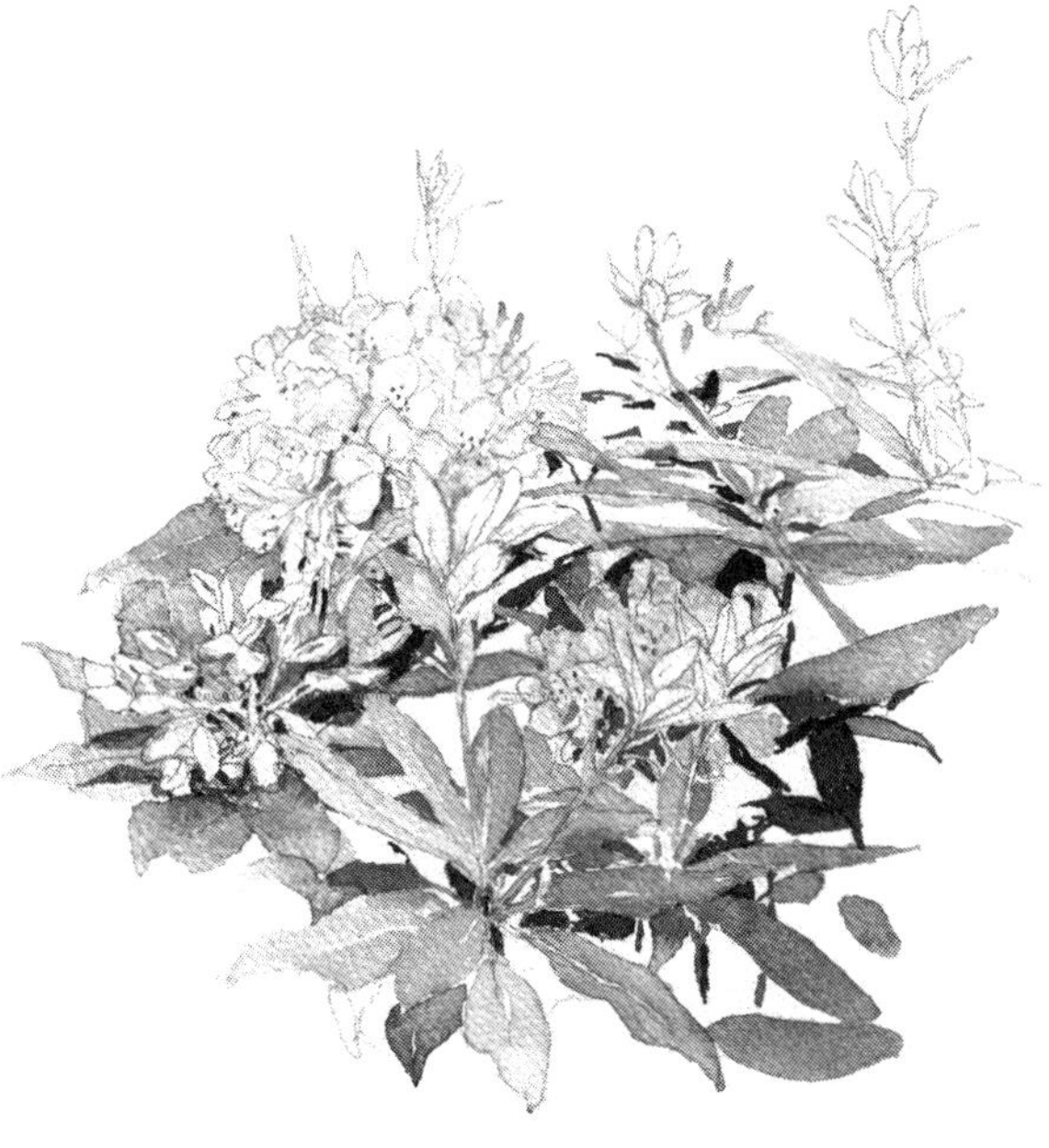

ハト胸・出っ尻・アゴ引いて――ある姿勢考

二〇〇〇年代に入ってまもなくだったと思います。私の両親が引退後住んでいた関係で何度か訪れた神奈川県厚木市の剣道場、思斉館《しせいかん》滝澤道場でのことです。館長の滝澤建治先生（教士八段）が、稽古の後で道場に備えられた大きな黒板に「姿勢」と大書されました。そして、居並ぶ門下生に向かってこう言われました。

「姿勢という言葉は、『すがた』と『いきおい』という字で成り立っています。剣道の構えは、姿が良くて勢いがあるべきです。このことをよく考えてください」

末席で拝聴していた私は、よく考えようと努めましたが、今ひとつピンときませんでした。しかし滝澤先生は以前、

「不器用も器用もともに実《じつ》ありて　功がつもれば道を知るべし」

という古歌を私に教えてくださいました。不器用でも頑張っていた人が昔もいたとわかって、なんだか嬉しくなりました。この歌の「実」は、「徳」と言い換えても通じる内

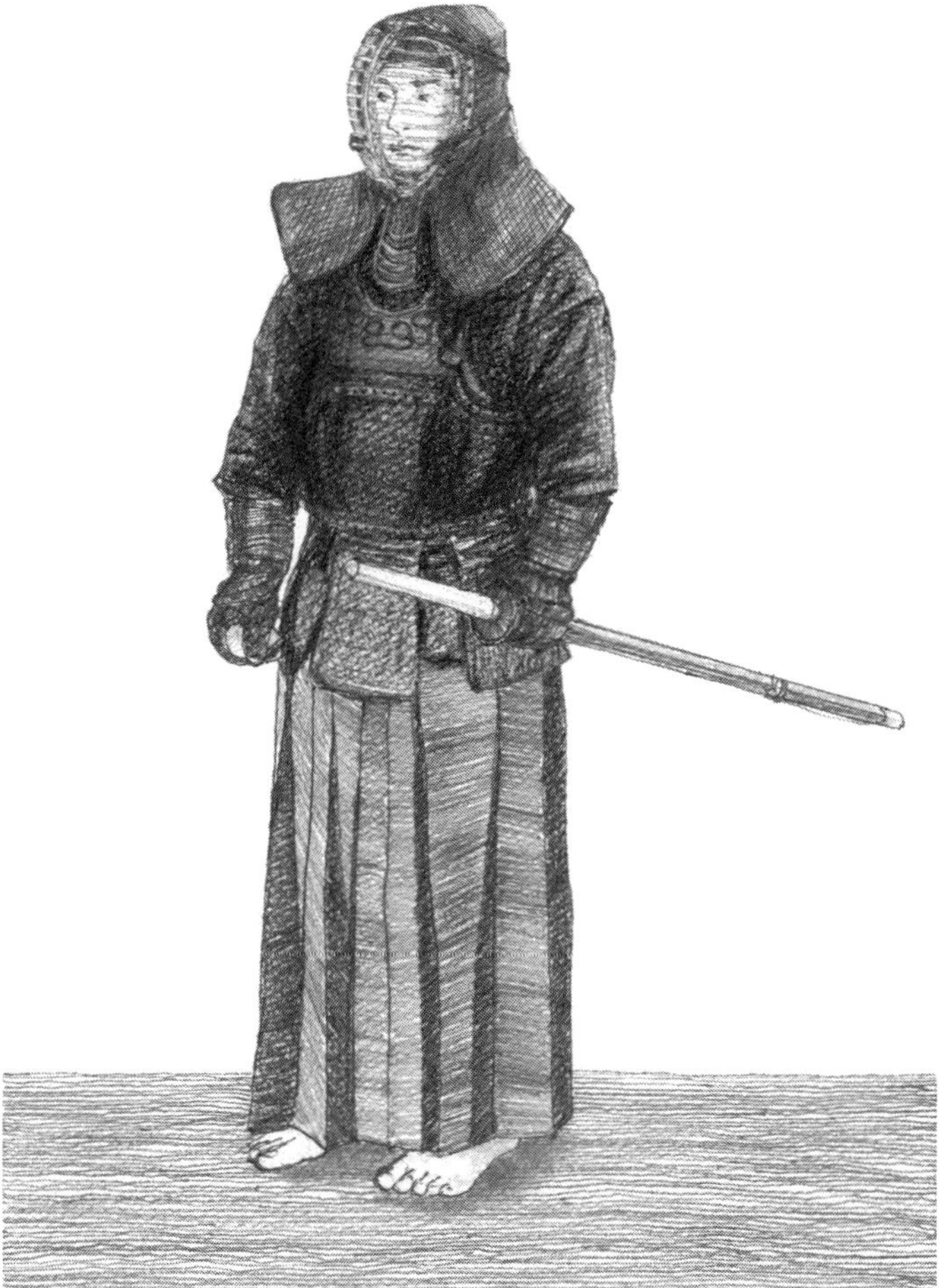

容と思われます。私の不器用さに実があるかは今もって不明ですが、この古歌から受けた励ましが、私にこれまで剣道を続けさせてくれたことは事実です。ですから、先生のおっしゃったことに間違いはないという確信はありました。

その後まもなくこちらへ戻って、ロスアンゼルス郊外のパサデナ道場へ稽古に行きました。道場主のマキ宮原先生から、

「Push your chest out, hips out, and pull your chin in!（胸と尻を突き出し、アゴを引け）」

と注意されました。宮原先生は日本語も堪能な方で、

「ハト胸・出っ尻にして、アゴを引け、ということですよ」

と親切に解説してくださいました。私がハト胸でないことはもちろんご存知の上での教えでしたから、これは「胸を張れ」の意味とすぐわかりました。

言われた通りにやってみますと、確かに背筋《せすじ》が伸び、身体が一つにまとまる感覚がありました。滝澤先生もこういうことを言っておられたのだろう、とわかり始めました。

その後私は、剣道ではもちろん、普段の生活でも「ハト胸・出っ尻・アゴ引いて」を心がけるようになりました。この姿勢が、私のようなアラハチ（後期高齢者）の健康維持に役立つと考えたからです。そのワケをお話しようと思います。

T夫人は、一九八〇年代後半の初診時、すでに八〇歳を超えておられました。穏やかな女性で、元教師の優しいご主人T氏と聡明なお子さん二人があり、お幸せそうでした。内臓には疾患のない方でしたが、初診時からの大問題は、頸椎と胸椎の間の極端な後彎症《こうわんしょう》でした。頭がガクンと前に落ちた形で頸椎と胸椎の間（つまり首と背中の間）の関節が固くなり、もはや伸ばせない状態でした。なぜそうなってしまったか、詳しい事情は聞き出せませんでしたが、マンザナーでの戦時強制収容を体験された帰米二世で、戦後も世間に遠慮して下を向いて過ごすことが多かった方だと思われます。私は、秘かにそう推察していました。

年月の経過とともに情況はさらに悪くなりました。アゴが胸板にめり込むような状態となり、ノド（つまり気管の上端部）が圧迫されるようになり、呼吸することに努力が必要となりました。この世の中で、息苦しいことは最も辛いことの一つと思います。最後には痰が上手く吐き出せなくなって、肺炎で亡くなりました。本当にお気の毒でした。

現在存命中の方にも、似た状態の八〇代の女性が二人いらっしゃいます。「背スジを伸ばさないと、よくありませんよ」と申し上げると、お二人とも、

「無理に伸ばすとシンドイんですよ」とおっしゃいます。

それはそうでしょうが、呼吸困難に陥って亡くなる辛さに比べれば、背筋を伸ばす苦労は大したことではないと思います。

「今どき下を向いて歩いても、コインは落ちてませんよ」と冗談まじりに説得を続けています。

姿勢が悪くて生じる脊椎後彎症には、背骨の上部（胸椎）に起こる「ノートルダムの背ムシ男」型と、背骨の下部（腰椎）に及ぶ「重労働に耐えた農家のおばあさん」型に大別されます。これに側彎症（左右によじれる形）が加わる人もあります。骨粗鬆症《こつそしょうしょう》（Osteoporosis）があると、背骨（脊椎）は前後左右に潰れやすくなり、これらの変化は加速されます。

姿勢を良くすれば、脊椎の後彎や側彎が完全に予防できるというものではありません。

しかし、気をつけないよりマシであることには、疑いの余地がありません。

かく言う私も剣道の鍛錬が足りないせいか、ときどき妻に、

「背中が曲がってるわよ。まるでオジイサンみたい！」とどやされます。

「ボクはもう、オジイサンだよ」と言い返しますが、内心「シマッタ！」と思うこともしき

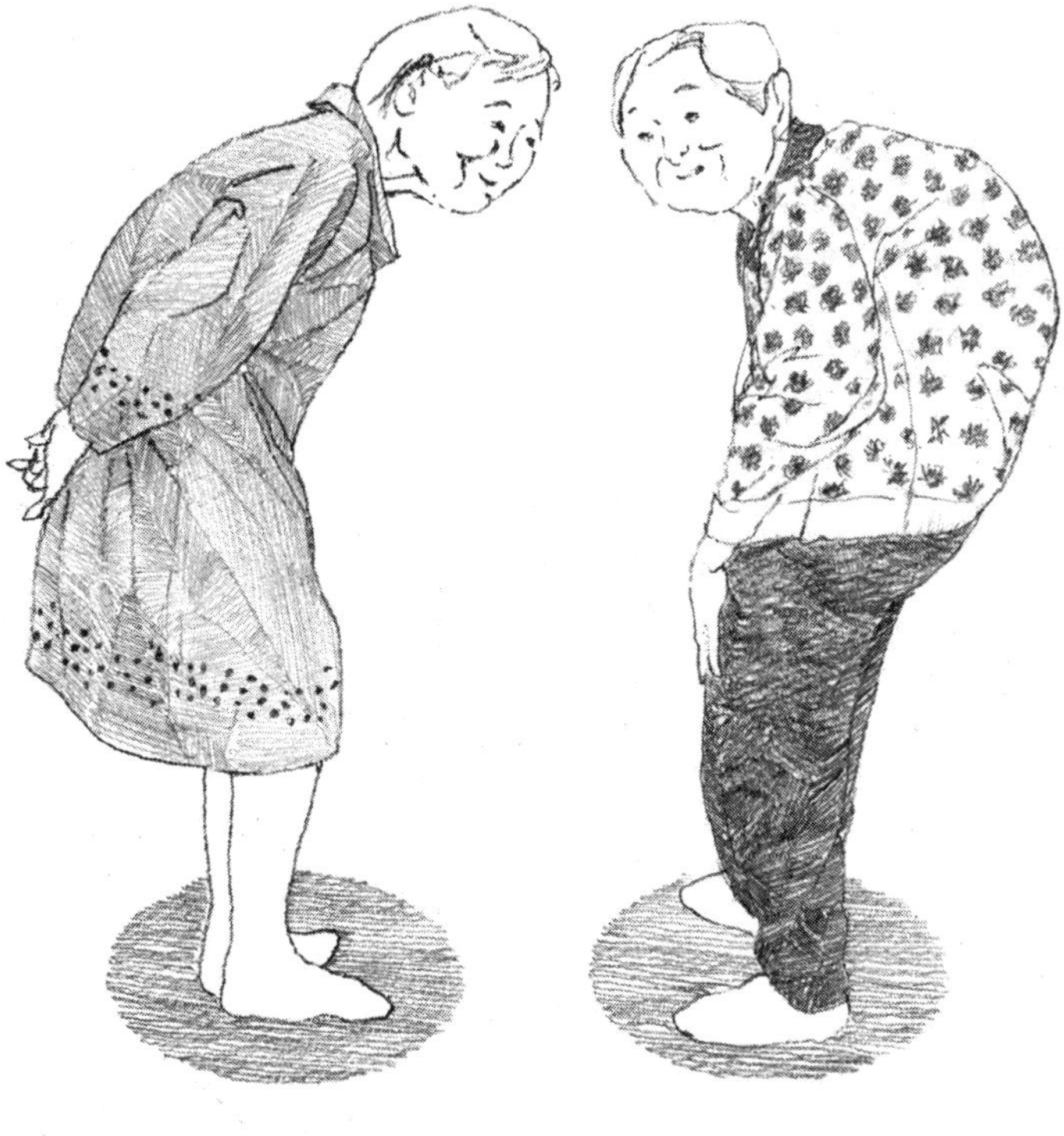

りです。アラハチのご同輩、どうか世界一エライ人になったつもりで、是非とも「ハト胸・出っ尻・アゴ引いて」を実行してください。私も頑張ります。

回虫症の思い出

トラウマという言葉があります。元来は外傷のことですが、

「ある体験のため心に残る傷」

といった意味でよく用いられます。どなたにもあると思いますが、私にもあります。

一九四七年、つまり太平洋戦争終結後二年目の春先。私は小学校に上がる直前の六歳でした。一家五人は東京池袋のボロ家に住んでおりました。まだ暗くて寒かった早朝、私は息苦しくて脂汗《あぶらあせ》をかきながら目を覚ましました。気がつくと喉の奥で何か動いています。ぎょっとして母を起こしました。

母は枕元のアルマイトの電気スタンドを引き寄せ、私の喉をのぞき込みました。すると母はあっと短く叫びました。そして近くに重ねて置いてあった一五センチ四方くらいの新聞紙（その頃はティッシュとかはありませんでした）を一枚掴み、私の舌の上まで這い出していたものを引っ張り出しました。ゆうに一〇センチを超す太った回虫でした。電

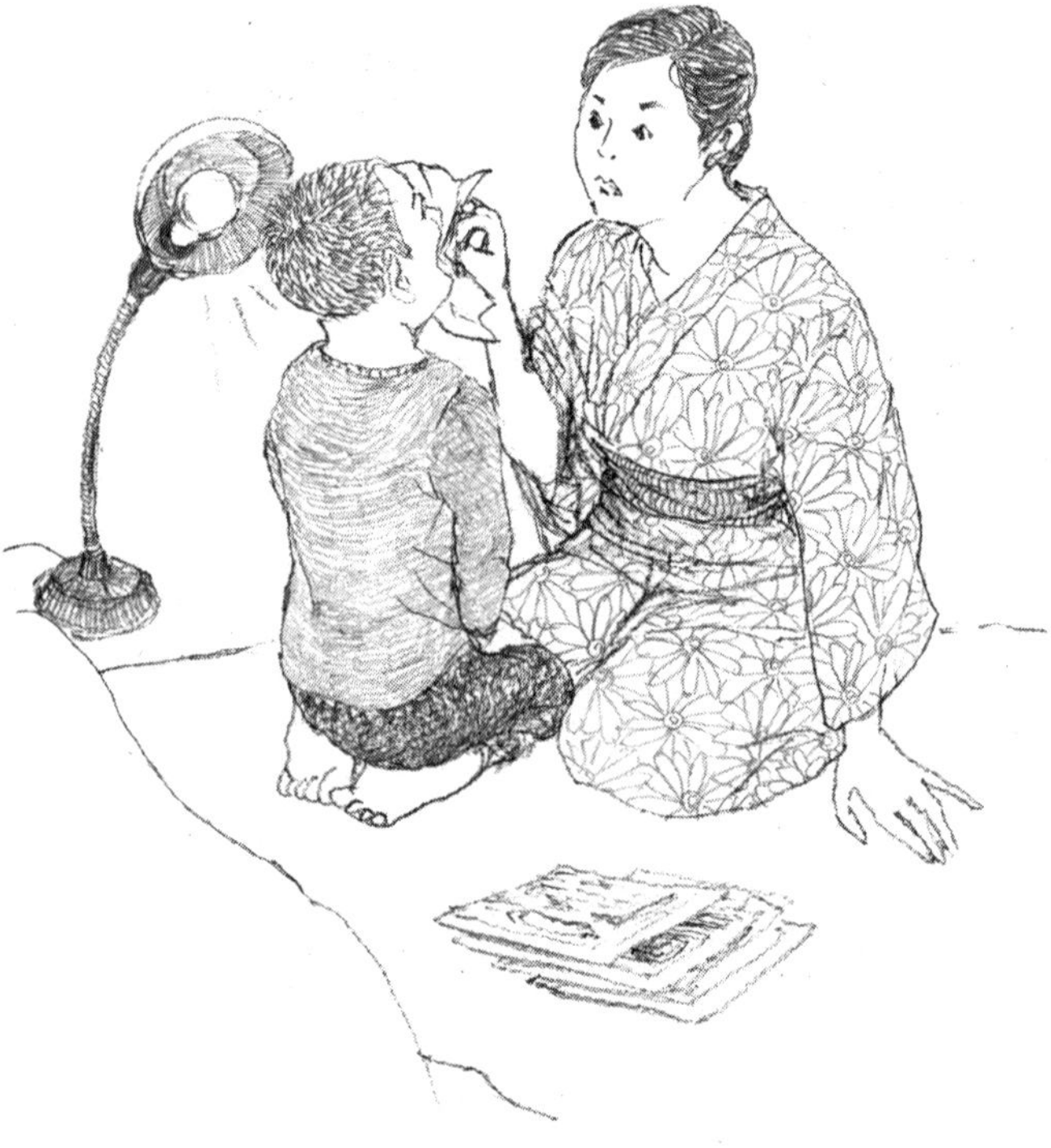

気スタンドの薄暗い照明の中で真珠色に光るそれは、母の手に挟まれたまま身をくねらせました。

回虫（学名アスカリス：Ascaris）症は、敗戦後の日本で大流行しました。私の兄弟も全員やられました。私も学校で支給されたクスリ（回虫および回虫卵駆除剤）をちゃんと飲んでいました。が、肛門からのみならず口からも出たのは、兄弟中で私だけでした。「惨事」のもう一人の被害者だった母がその後、このエピソードを口にすることはほとんどありませんでした。それでも私は、

「自分は他の人よりも汚い」

という意識を心に深く刻まれて育ちました。

この体験を、実は現在の家族にも今まで話したことがありません。妻となった人にも告げずに結婚しました。結婚詐欺と言われても仕方がないかも知れません。

そんな私が、一九八〇年代後半に大石万里子さんという女性を新患として診療室に迎えました。大石さんは一九二二年アメリカ生まれで日本育ち、そして満州からの引揚げ者という方です。この方から、引揚げ途上の北朝鮮の収容所におけるある出来事の話を伺いました。

餓死者が出始めた一九四六年の一月。大勢が押し込まれた狭い部屋で、隣に寝ていた五歳か六歳くらいの「まあちゃん」という男の子が、「ポンポンが痛いよー」と何日かうめいた挙句、ある朝死んでいました。あろうことかその口元から回虫がゾロゾロと何匹も這い出し、オンドルに火の入っていない冷たい部屋の床の上でクネクネと身をよじらせていた、というのです。

この話は、私にとって大きなショックでした。まあちゃんは私の代わりに死んでくれた、とさえ感じました。そのショックは、大石万里子さんの物語を書き残したい、という衝動さえ私に与えました（前出『万里子さんの旅』）。

太平洋戦争後も長い間、農家は野菜の栽培に人糞を使用しました。そのため人糞中の回虫卵が付着した野菜が出回ることとなりました。一方、一般の多くの国民には衛生に充分気を配るだけの余裕がありませんでした。回虫症はたちまち日本全国津々浦々まで広がりました。わが家は貧しかったのですが、私が入った小学校には裕福な家庭の子どもたちがおおぜい通っていました。その学校でも全員が何回かに分けて回虫駆除剤を服用させられました。そのおかげで私は死なずにすみました（まあちゃんには、回虫のかたまりによる腸閉塞が起こっていたものと推定されます）。

今では、野菜はほとんどすべて化学肥料で育てられています。それを知っていながら、私は今でも野菜を神経質に洗います。そして妻に笑われます。日本生まれでも妻は私より八歳若いのですが、この年齢差は大きいようです。

いくら笑われても、野菜を仇《かたき》のように徹底して洗う習慣を変えることは、私にはとても無理です。

人が食べ物といっしょに飲み込んだ回虫の卵は、小腸で幼虫となり、幼虫は腸の粘膜にもぐり込み血流に乗って肝臓から肺へ到達します。そこから気管支・気管をさかのぼり、咽頭部から消化器へ戻って小腸で成虫となります。大きいやつは体長二五センチ・直径五〇ミリを超えます。

小腸で回虫がおとなしくしている間、症状はありません。が、まれに胆管や膵管に入り込むと激痛を起こします。増え過ぎると腸閉塞の原因ともなりかねない、というワケです。治療は、今では一回だけの服薬ですみます。

さて、回虫症の流行は現在ではもう昔話に過ぎないでしょうか。そんなことはありません。後進国や戦争の行なわれている国には今でもあります。めったに死因とはならないので、ニュースにもならないだけです。

他の寄生虫症もあります。一〇年ほど前、中年のビジネスマンが私の診療室を訪れ、
「ティッシュのようなものが大便といっしょに出る。ティッシュを飲み込んだ覚えはないのだが……」
と訴えました。私は彼が大事そうに持参した便のひと切れをそのまま検査用の容器に納め、病理検査へ送りました。戻ってきた病理結果は、案の定「条虫症」。俗に「サナダムシ」と呼ばれる寄生虫症でした。

条虫症の原因は、生肉や生魚に（ごくまれにですが）卵が混入していること。症状――なんと症状なし。成虫は体長数メートルに達し、人の腸内で栄養を吸収するので、わざとサナダムシの卵を飲んでダイエットに利用する人さえあるとのこと。私はまだそういう人に出会ったことがありませんが、世の中には実にいろんな人がいるものですね。条虫症の治療も、やはり回虫症と同じクスリの服用ですみます。

寄生虫症の予防。予防とひと口で言ってもなかなか難しい面があります。七〇歳を超えても寄生虫の感染はもちろんあり得ます。条虫症の場合、肉や魚によく熱を通し、生肉や

生魚の食用を避けることですが、刺身大好き人種の日本人には難題ですね。食べた刺身や寿司に虫卵が混入していないことを祈る以外に方法はなさそうです。

回虫症の場合、今ではほとんどの野菜に化学肥料を使用しているので、もはや回虫感染の心配はない……でしょうか？　多くのレストランでは、レタスをサッと水通ししただけで、そのままザクザク刻んでサラダに用いているようです。ところが、犬猫や他の動物の糞から虫卵が野菜に付着するケースが報告されています。オーガニックの野菜は、やはりシッカリ洗う必要がありますし、家庭菜園を所有する方は要注意です。わが家でもキュウリ、紫蘇、ピーマン、トマトなどを育てて楽しんでいます。そこへ、アライグマやスカンクや他家の猫などがしょっちゅうやって来ます。

私はこれからも、野菜を親の仇のようにしつこく洗う習慣を止めないだろうと思います。

ところで、私の回虫症をめぐる歴史では、トラウマということの他にもちょっと厄介な問題がありました。人から一〇〇パーセントの好意で「うどんをご馳走しよう」と言われたときです。困り果てるのです。私には、うどんのあのぬめっとした舌触りとヌルっというノド越しの感覚を、どうしても許すことができないのです。

私が小学校五年生くらいの頃、わが家を訪れた親戚のおじさんを兄弟で最寄りの駅まで見送ったことがあります。わが家でのもてなしが足りなかったと見え、おじさんは駅前のうどん屋に寄りました。そして、自分の分を注文するとき、

「あんたらも食べなさい」

と勧めてくれました。兄弟二人は喜んで好意を受けましたが、私は下を向いたまま「いらない」とだけ答えました。理由を説明することは、とてもできませんでした。顔を上げなくても「かわいげのないヤツ」と思っているおじさんの渋面が、ハッキリ見えるようでした。

また、高校一年のある日、受け持ち教師の部屋へ質問に行きました。先生はわかりやすく説明してくれた後、私に練習問題をいくつか与えました。その上で、

「うどんの出前をとるが、入江もどうだ？」

と言ったのです。好意を受けようとせぬ私に対し、先生は

「そうか、いらねえなら、やらねえよ」

と腹立たし気に言い放ちました。このときも、「そんな不潔なヤツか」と思われそうで、とても理由を説明することができませんでした。私はそのとき十五歳。まだ「花も恥じら

う年頃」だったのでしょう。「いやァ先生、僕にはソバをお願いします」と返す要領の良さもなく、ただただ黙り込んでしまったのでした。

ジンマシンの怪

長々と生きているといろいろな病気に出会うもんだ、とつくづく思います。しかし、長く生きているおかげで若い頃から悩んでいた問題が、七〇歳を過ぎて知らぬ間に解消することもあります。不思議なことがあるものです。

一九五八年の暮れのある日のこと。夜も更けて冷たい寝床に入ると、急に全身が痒くなりました。私は一八歳で、翌年春の大学受験へ向けてやっと勉強に身が入り始めた頃でした。何事につけ、人より遅い私でした。痒いのでもちろんかきました。かくとその部分の皮膚がポッコリと盛り上がることがわかりました。そして、かけばかくほどもっと痒くなり、その晩はよく眠れませんでした。

当時、私の家族は東京都新宿区の戸山が原というところに住んでいましたが、翌日の夕方、近くの新大久保通りにあった小さなクリニックを訪れました。

ところが困ったことに、そのときにはもうカユミも腫れもなくなっていて、わが皮膚は何事もなかったように平穏そのもの。焦った私は、前の晩の出来事を必死になって話しました。私の訴えを黙って聞いたまだ若造《わかぞう》という感じの医師は、やにわに私の手首をつかみ、胸のボールペンを引き抜くと、ボールポイントの出ていないペン先で前腕の内側を強くこすりました。すると、一分も経たぬうちにこすられた部分がまるでミミズが這ったように赤く盛り上がりました。

それを見届けた上で、その若造医者がボソッと言いました。

「きみ、こりゃジンマシンだよ」

それが私の長ーいジンマシンとのつきあいの始まりでした。若造医者の態度はブッキラボウでしたが、診断は適確だったのです。

その夜も、寝床へもぐり込むと、やはり猛烈なカユミに襲われました。早速、もらってきた「レスタミン・コーワ」というクスリを一錠飲みました。それが抗ヒスタミン剤という種類のクスリとは、後で知りました（その頃、日本の医者は患者にクスリの説明をほとんどしませんでした）。効果はテキメン。一〇分もするとカユミは治まり、その晩はぐっすり眠ることができました。

ところが、翌日が大変でした。一日中頭がボケー。眠気が去らないのです。毎晩レスタミン・コーワを服用すると、頭ボケー状態が毎日継続。これは、勉強に最も集中するべき時期の受験生にとって最悪でした。「緊張感がたりないんだ！」と自分を責めたりもしました。

で、一回目の受験に失敗。抗ヒスタミン剤だけが原因でなかったことは確かですが、あのクスリも原因の一部だったように思います。

余談ですが、三人兄弟でジンマシンは私だけ。私には他に自律神経失調症やら蓄膿症やら、果てはうつ病傾向やらもありましたから、父が私のことで「こりゃ、でけそこないがでけとるばい」と思ったのは無理からぬことでした。

浪人してから一手を案じました。猛烈なカユミが生じると、「これはカユミではなく、痛みだ」と思い込むように自分を仕向けました。父親に叩かれながら育ったおかげで（太平洋戦後にはそんな父親が多かったのです）、痛みに耐えることには割合に慣れている私でした。寝床の中で、胎児のように身を丸めて耐えていると、やがて全身を縛りつけていた掻痒感（カユミの感覚）は徐々に薄れて、眠りに落ちることができるのでした。翌日まで持ち越す睡魔もありませんでした。

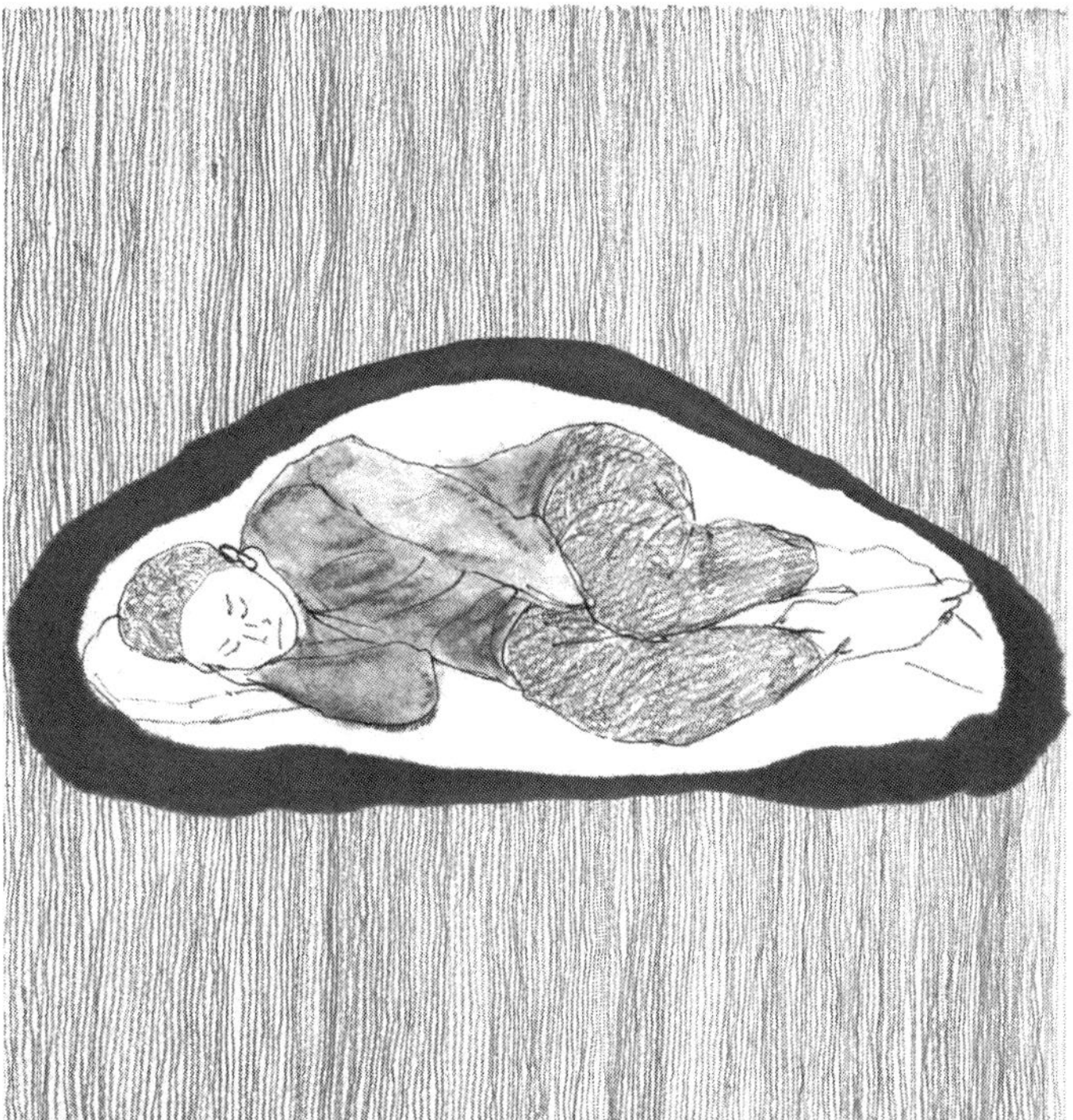

蕁麻疹《ジンマシン》、この病名の由来はイラクサ（蕁麻）にあったようです。この葉に触れると人の肌にカユミを伴う発疹が出るので、この草の名前を拝借したというワケです。

原因は、アレルギーと物理的刺激に分かれ、ストレスや疲労でよりひどく症状が出ます。アレルギーは食物によるものが最も多く、「サバを食べたらジンマシンが出た」といった話はよく耳にしますね。薬剤を含む化学物質によるものもあります。化粧品を変えたらジンマシンになった、という話も聞かれたことがあると思います。アレルギー性皮膚炎との区別は簡単です。ジンマシンでは発疹が全身のあちこちに移動する（しかも一日のうちに！）のに対して、アレルギー性皮膚炎による発疹は移動しません。

物理的刺激としては、衣服による摩擦、急激な温度の変化、日光に当たること、などが挙げられます。私の場合のように、冷たい環境に急に曝されて出るものは、寒冷ジンマシンと呼ばれます。プールから出て風に当たったり、汗が冷えたりして皮膚の温度が急に低下して痒くなるのも、一種の寒冷ジンマシンと言えます。

ジンマシン出現のメカニズムについても触れておきます。

皮膚に来ている毛細血管の周辺には、肥満細胞（Mast cells）という細胞が存在していて、その中にはヒスタミン（Histamine）という化学成分が多量に含まれています。皮膚がアレルギー性の刺激もしくは物理的な刺激を受けると、肥満細胞がヒスタミンを分泌し、血管の透過性を高めます。そのため血管から血漿成分が漏れ出て皮膚の限局した浮腫（腫れ）を起こします。これがジンマシン特有の膨疹《ぼうしん》、いわゆるミミズ腫れです。ヒスタミンはまた、皮膚への神経末端を刺激し、カユミも起こす、というワケです。

治療は、外用薬、内服薬、注射に分かれます。

外用薬としては、カユミ対策に抗ヒスタミン製剤のベナドリル（Benadryl）クリーム（日本のレスタミン軟膏に相当）やステロイド系のクリームが使用されます。内服薬としては、抗ヒスタミン薬のアタラックス（Atarax）があり、日本のレスタミン錠に相当します。催眠作用があるので、要注意です。私が受験時代に苦労したのも、このためです。

非催眠性抗アレルギー製剤のクラリチン（Claritin）やジルテック（Zyrtec）なども使われます。ただし、物理的刺激によるジンマシンの場合には効果が期待できません。日本では発疹がひどい場合、強力ミノファーゲンC（通称「キョウミノ」、ミノファーゲン製薬製造発売）が使われ、奏功することがあるようです（効果のしくみは不明）。血圧低下などのショック症状が現われれば、アドレナリンやステロイド剤を注射します。

これらの治療が効いて症状の出没が一か月以内に治まるものを急性蕁麻疹、一か月以上症状の長引くものを慢性蕁麻疹と称しますが、そう分類する意味はないとする意見もあるようです。

ここでまた私のジンマシン体験に戻ります。私はかつてピロリ菌保持者でした。ピロリ菌（Helicobater pylori）は胃に住み着いて慢性胃炎、胃カイヨウ、胃ガンの原因となります。やはりピロリ菌保持者だった私の兄は、ピロリ菌駆除の治療を受けたのに胃ガンを患い、六四歳で死にました。私も六〇歳を過ぎてから抗生剤による除菌治療を受け、運良く胃ガンにもならず、しつこくまだ生きています。その上、六〇代後半より「全身をやたらとかきむしりたい」式の症状が軽減し始め、七〇代に入ると発疹・カユミという症状が完全に消失しました。本当に嬉しかった……というより、まだ嬉しさに浸っているところがあります。

調べて見ると、ピロリ菌保有のジンマシン患者では、ピロリ菌駆除により六五から八〇パーセントの率でジンマシン症状が改善する、との報告がありました。そういう患者の場合、ピロリ菌そのものやピロリ菌によって死んだ組織（胃の粘膜など）から発生する毒素がジンマシンの原因と目されているようです。しかし、私のような寒冷ジンマシン（つまり、物理的刺激で発症するもの）とピロリ菌がどう関連しているのでしょうか？　その辺のメカニズムの詳細はまだ解明されていないようです。

ピロリ菌退治でジンマシン症状が解消したことは嬉しかったのですが、そのため少し残念なことも起こりました。

私のジンマシン症状が活発な頃は、ジンマシンの疑いの患者さんが来診すると、その人の前腕だけでなく、私自身の前腕も腱反射用のハンマーの尖った末端部で強く摩擦したものでした。見事なミミズ腫れが両者の腕に出現すると、

「ああ、やはりジンマシンですね」

と告げた上で、私の体験談を少しご披露申しあげ、大いに同病相憐れむことができました。残念なことに、今ではもうそれができません。

人生には、一〇〇パーセント良いことずくめという事象はあまりないようです。

飢餓体験という財産

アラハチ（八〇歳前後）の日本人には、飢餓体験のある人が割合に多いのではないでしょうか。自慢ではありませんが、私もその一人と思っています。

一九四七年八月のある日の夕暮れでした。私は七歳目前の六歳。兄は九歳、弟は四歳になったばかりでした。あたりは、もう薄暗くなっていました。昼間は烈しく照りつけていた太陽も、ドンドン橋（上を走るとドンドンと音がするので、近所の子どもたちはそのコンクリートの橋をそう呼んでいました）の向こう側に沈み、西空を真っ赤に染めていました。朝出がけに母が一本ずつ私たちへ手渡した生のサツマイモは、とっくに食べてしまっていました。もう空腹を通りすぎて、私はなんだか気分が悪くなってきました。継ぎの当たったランニングシャツを着た兄の肩のあたりが、なんだか急に寒々として見えました。

両親はその晩遅く、ドンドン橋の下をくぐって池袋へ至る東上線と呼ばれた電車で、埼玉県の買い出し先から帰ってきました。サツマイモがいっぱい詰まった大きなリュックサックを担ぎ、二人とも疲れ果てていました。両親の顔を見るなり、私も弟もワッと泣きだしたと記憶しています。兄は、歯を食いしばり、必死に涙をこらえていたようでした。そのときまでには、親はもう帰ってこないのではないか、という不安と恐怖が、私の飢餓感をマヒさせていました。

この日は特別でしたが、私たち兄弟は当時、いつも腹を空かせていました。腹いっぱい食べるなんてことは決してありませんでした。住んでいた家は、東京都が太平洋戦争後に急拵えした通称「簡易住宅」のボロ家で、冬には関東の空っ風が遠慮なく吹き抜けました。それでも、私たちには親があり、一応は屋根のある家に住んでいました。それが、どれだけ幸運なことだったか、その頃の私はよく理解していませんでした。

一九四六年一二月二〇日の調査によれば、東京上野の地下道の住民は成人が一五四四人。そのうち、戦災者（戦火で家を失った者）は三九六家族。乳児を抱えた女性も多数含まれていました（『一億人の昭和史⑮　昭和史写真年表』毎日新聞社）。

私たち兄弟が、小さくて細い生のサツマイモ一本だけ食べて親の帰りを待っていた年の七月には、浮浪児、つまり戦災で親も家も失った子どもたちを扱ったＮＨＫ連続ラジオドラマ「鐘の鳴る丘」（菊田一夫作）がスタート。同年一〇月一一日には、東京地方裁判所の

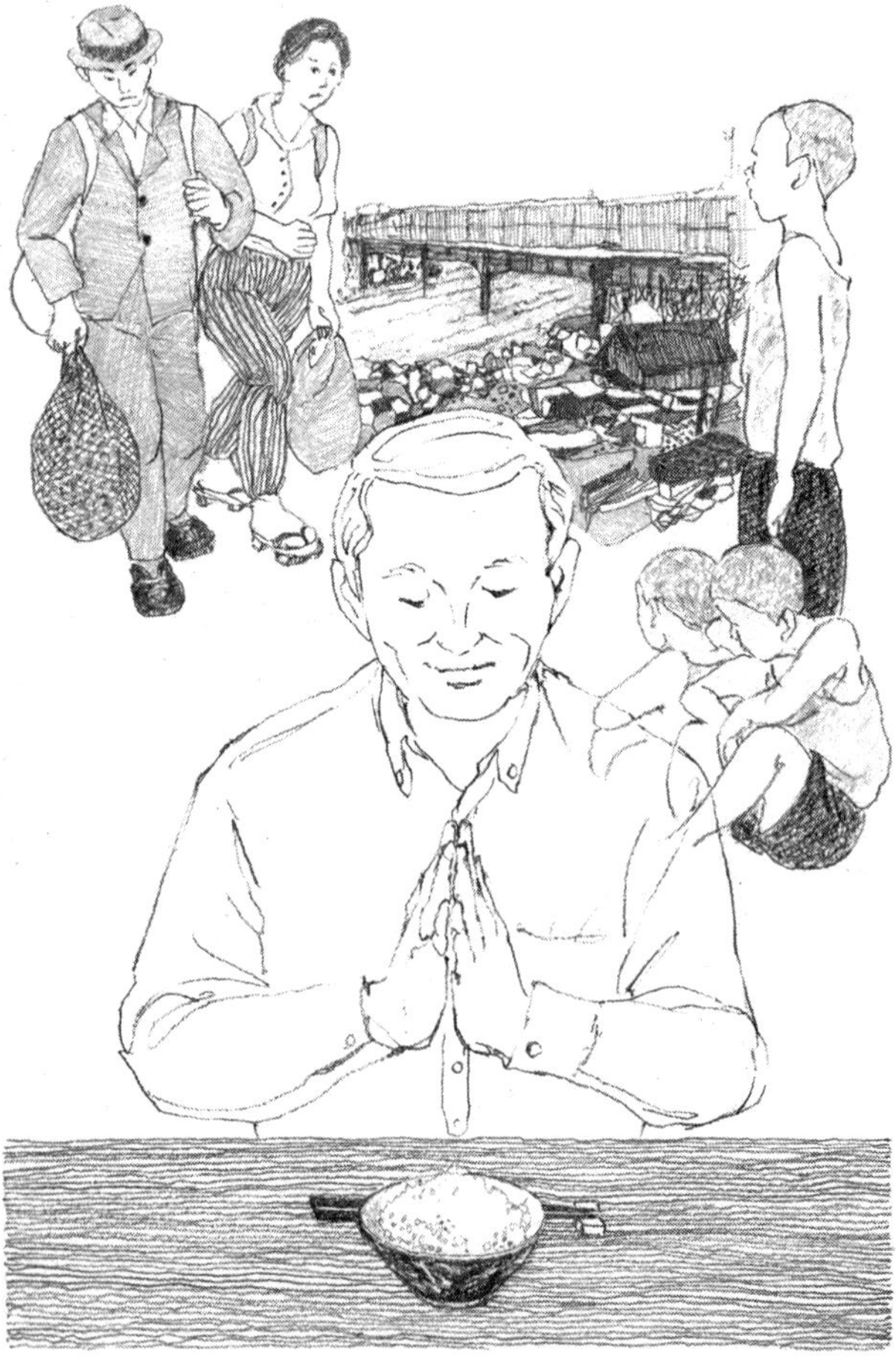

山口良忠判事（三七歳）が餓死。この裁判官は、「ヤミ米買いの老女に禁固刑を言い渡した自分が、食料統制法違反のヤミ米を食う訳にはいかない」と遺書に書き置いて、餓死する道を選んだのでした（『現代用語の基礎知識』二〇〇三年版別冊付録）。

そういう時代でした。

餓死はしませんでしたが、私は兄弟中でも一番弱く、栄養失調のための微熱と胃の不快感・吐き気が続き、七歳のとき学校を長期欠席（二か月間）。以後も、中学二年頃までは、体力がないためしょっちゅう風邪を引いたり、腹をこわしたりしていました。

子どもの頃弱くてよく病気したせいでしょうか、成人してからは丈夫になりました。こういうのを日本では「病み抜く」と称する、とは前著『70歳からの健康法』冒頭で述べました。「病み抜いた」ことの中味は、要するに免疫抵抗力が体内で充分に作られた、ということですが、他にも、幼い頃いつも飢えていたおかげ、と思える事柄があります。

それは、「食べ物に感謝できる」ことです。食べ物を前にすると、自然に感謝の気持ちが湧きます。特別に上等の食事である必要はありません。お茶漬けでもマクドナルドのハンバーガーでも同じです。常時腹を空かせていた幼い頃は、たまに他家で食事させてもらうと、食べ物を前にして、嬉しいと同時に妙にオドオドしたものです。貧しい幼少時を経験された方にはおわかりいただけると思います。さすがにそれは長ずるに及んでなくなりましたが、食べ物を前にして湧く感謝の気持ちは変わりません。

今ではたいてい一日に三回食事しますから、一日に三回感謝することになります。これは、私にとって大きな宝と思います。おわかりいただけるでしょうか？　飽食生活に子どもの頃から慣れて、有名レストランの高級料理でないと満足できない若い人は、かえって可哀想です。気の毒です。そんな人に比べ、毎食時に感謝できる私はずっと恵まれています。

一九四〇年代後半、私たち兄弟には誕生祝いもクリスマスもありませんでした。オモチャなんて見たこともありませんでした。あったのは、自分たちが食うや食わずのなか、死に物狂いで子らに食べ物を与えようと奮闘していた親たちの姿だけでした。

こんなこともありました。一九四八年の冬だったと思います。父はその頃慢性の眼病に取りつかれていました。これも栄養不足が原因だったようです。大学の教官だった父が働けなくなったら、一家五人全滅です。たまに卵などの貴重品が手に入ると、それは自動的に父の栄養補給へ回されました。母は、身長は父とほとんど同じで、昔の女性としては長身。骨格もしっかりしていましたが、自分の栄養など顧《かえり》みず、父も含めて男ばかり四人の家族のため働きつづけていました。その母が、ある日の夕方、おそらく低血圧と低血糖のせいだったのでしょう、簡易住宅の狭い台所で気を失って倒れました。倒れてまもなく意識は戻りましたが、立ち上がる力はなく、父の肩に掴まって両足を引きずられながら三畳間のセンベイ布団まで運ばれました。

当時、いつも疲れてイライラしていた親に私たち兄弟は、ちょっとしたことですぐ叩かれました。まだ三〇代だったそんな親たちに、私は七〇歳を過ぎてからやっと心から感謝できるようになりました。

まことに「長生きはしてみるもの」です。

私は、自分の戦後体験についてエラそうなことは言えない、とも自覚しているつもりです。私などよりはるかに「戦後」を苦しんだ人たちがいることを知っているからです。例えば、浮浪児と呼ばれた人々です。

当時の「東上線」という買い出し電車のあり様、それは酷いものでした。ドンドン橋の近くで見ていると、電車は買い出しの人々で満員を通り越して鈴なり状態。人々は屋根に上がったり、窓枠に外から取り付いたりして乗っていました。あるとき、一人の中年男が、リュックを担いだまま屋根の上から振り落とされ、線路脇の地面に叩きつけられて血のアワを吹き、悶絶しました。

一九四七年の夏、私たちの親は帰ってきましたが、あの日、家で待っていたあの男性の子どもたちは、浮浪児になったかも知れません。最近になって、私は「戦争孤児の会」代表で自身もかつて戦災孤児だった金田茉莉《まり》さんという八二歳の女性のインタビュー記事を読みました（朝日新聞デジタル、二〇一七年八月一八日付）。金田さんは、「七二年前、東京・上野の地下道は浮浪児であふれ、数え切れない子どもたちが餓死し、凍死しました。生きた証しすら残せず、『お母さん』とつぶやき、一人で死んでいきました」と語っています。

金田さんは、宮城県に集団疎開中、東京大空襲で家族を失い孤児になったとのこと。同じ境遇の子どもたちで「いったん親戚や里親に引き取られても、重労働や虐待に耐えかねて家出をして、浮浪児になった子もいました」とも述べています。浮浪児は汚いので地域の住民から嫌われ、「『浮浪児に食べ物をやらないで』という貼り紙まで街頭にありました」とのこと。

彼女はまた、「戦争孤児は、国に棄てられた。私はそう思っています」とも言います。

彼女自身二〇歳の頃生活に困窮し、当時の厚生省（現・厚生労働省）に戦没者遺族への補償を受けられないか、問い合わせました。

「でも『軍人・軍属の遺族ではないので、対象ではない』と言われました。同じ戦争犠牲者でも、民間の空襲被害者は差別されているのです」

戦争孤児の実数については、一九四八年になってようやく厚生省が全国一斉調査を行ない、「一二万人余」と発表。しかし、この数には、それまでに死亡した者、沖縄県の孤児、その段階でまだ路上にいた浮浪児は含まれていませんでした（同インタビュー記事より）。


私は、浮浪児でなかった分恵まれていましたが、姿形は浮浪児にごく近かったことを物語るエピソードがあります。

一九四七年秋のよく晴れた日。七歳になったばかりの私は、学校の帰り道その日もぼんやりと池袋駅前に立ち並ぶ闇市のテントや屋台の間を歩いていました。と、いきなり左上腕をわし摑みにされました。びっくりして見ると、私より一つか二つ年上と思われる浮浪児でした。アカで汚れたどす黒い顔に眼だけが鋭く光っていました。

「おい、カネ持ってたらよこせ！」

そうすごまれて、私は半ズボンのポケットの底から二円ばかりの全財産（今の二〇〇円くらいでしょうか）を引っ張り出しました。私から手を放し、金をひったくるなり彼は私に向かって、こう叫びました。

「お前なんか、ポリ公を見たら気をつけろ。とっつかまるかも知れねえぞ！」

慢性鼻炎でいつも青バナを垂らし、頭がボーッとして鈍かった私は、言われた意味がとっさに理解できませんでした。ワケがわからぬまま私は、以後二年くらいは遠くからでも警官を見ると恐く、急いで横道に入って避けて通ることを習慣としていました。慢性鼻炎はその後いろいろの治療で治りましたが、鈍さは七〇年以上続き、最近やっと「あっ、そうだったのか！」と気付きました。

あの浮浪児は、青バナを垂らして浮浪児並みに薄汚い私に対し、二円もらったお礼として本気で「気をつけろ」と注意してくれたに相違ありません。あの頃は「浮浪児狩り」がよく行なわれていましたから、警官を見ると横道に入ったのは、まことに正しい対処だったことがわかりました。

それ以後の私の体験に照らして、私が戦争を憎むべき理由は、栄養失調や長期欠席以外にもあります。私は自信のない、自尊心の欠けた子どもとして育ちました。そして一五、六歳頃には、自分が生きることの意味を疑うようにさえなりました。病気とか成績の悪さとかも影響してのことだったとは思います。しかし、戦争がなければまったく違っていたことも、確かだと思います。子どもが「生きる意味を疑う」なんてことは、なくていいはずです。猫の子や犬の子と同じように、無邪気に元気に育っていいはずです。自分の存在意義を自分が認めない、なんてことがなければ、つまり、自分と自分の特徴を認めて長所を伸ばすように成長していれば、もっと素直な良い人間になれていたと思うと、口惜しいです。

でもまあ、戦争反対を自己体験に根差して語り、訴えることができるのはよいことでしょう。したがって、飢餓体験はやはり今の私にとっては財産、としておきます。

アラハチ——終の棲家は？

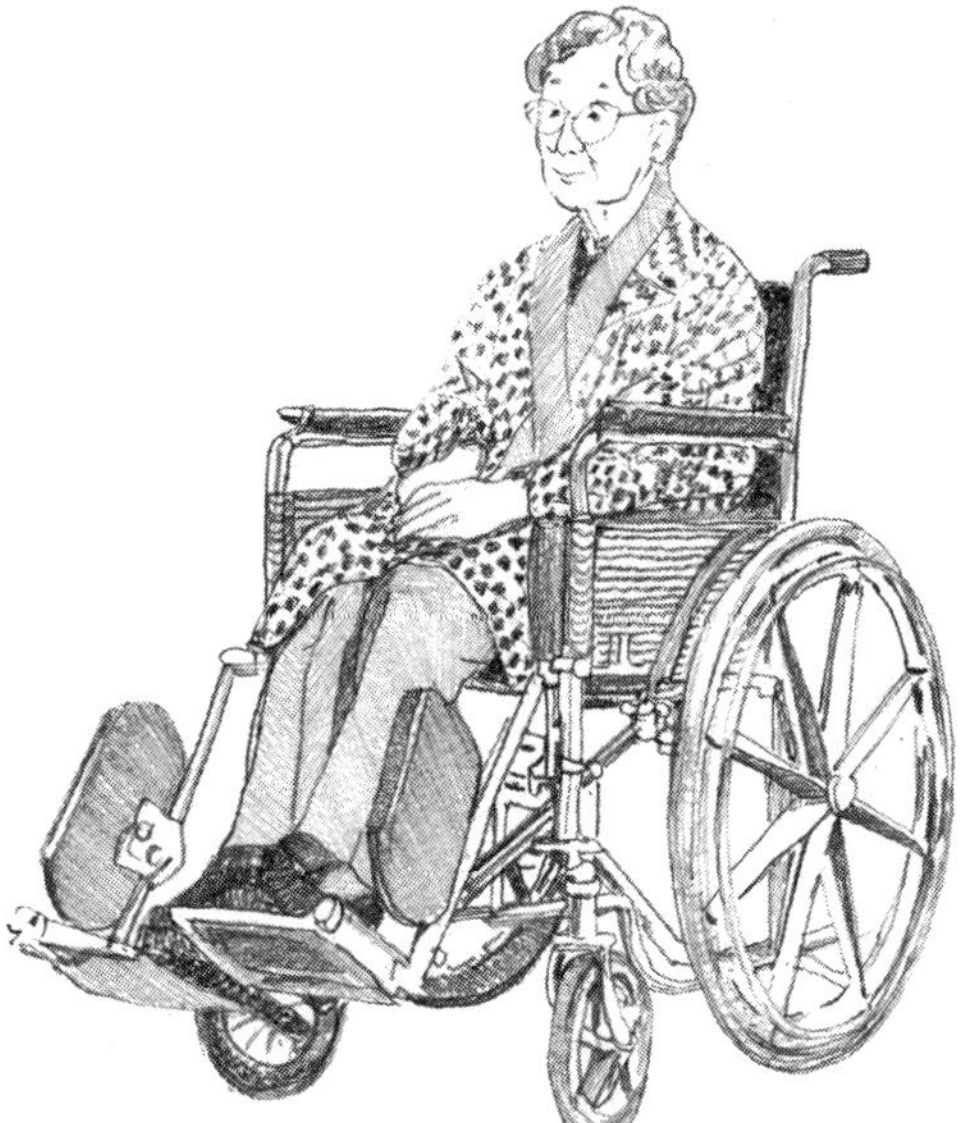

『老後破産』を読んで――日本全国が姥捨て山？

「家に帰るのが一〇時すぎることがちょくちょくある。チョット腹減ったなあ、と思うと、オレは帰宅前によく近所のコンビニに寄るんだ。そしたらよ、オレみたいな後期高齢者数人と必ず会うんだよ。彼等は、その日売れ残って安くなった食品を買いに来るんだ」

そんなエピソードを添えて、医学部同級生の北濱昭夫君が送ってくれたのは、『老後破産――長寿という悪夢』という本でした（新潮文庫、二〇一八年刊）。NHKスペシャル取材班がまとめたこの本の副題が「長寿という悪夢」。この本を一読して、私は暗澹《あんたん》たる気持ちとなりました。

NHKスペシャル「老人漂流社会――〝老後破産〟の現実」は二〇一四年九月二八日に放映されました。この番組の取材班が執筆した本書によると、独り暮らしの高齢者は、日本全国で約六〇〇万人。このうち生活保護水準以下の年収者は三〇〇万人。その中で生活保護を実際に受けている人はわずか七〇万人。約二三〇万人は、年金だけの収入でギリギリの生活に耐えています。

「ギリギリ」の内容は、つぎのように説明されています。限られた年金からアパート代または自宅の維持費・光熱費・公共料金・医療および介護保険の保険料などを支払えば、残りはわずか。やむをえず食費や医療費（言い換えれば医者代）を切り詰めることとなります。

そんな状態で病気になったり、介護を受けたりすれば、たちまち困窮。自己負担があるからです。「受益者負担」という美名のもと、国民保険による受診料の自己負担は年々増加し、現在六〇歳未満三〇パーセント、六〇歳から七四歳二〇パーセント、七五歳以上一〇パーセント。そのため、具合が悪くても医者に診てもらうことを控え、食費も一日三〇〇円（三ドル未満）以下に抑えている人が増えている、というのです。

かつて謳われていた、あの「老人福祉国家・日本」は、いったいどこへ行ってしまったのでしょうか。

「結局、貧乏人は早く死ねということか」

ある七四歳男性が吐いたこの言葉を、本書は冒頭で伝えています。本書はまた、「老後破産」を次のように定義しています。

「年金で暮らしていた高齢者が病気やケガなど、誰にも起こり得るささいな出来事がきっかけとなり、暮らしていけずに破綻してしまうこと」

老後破産は、レストラン経営者・小売り店主・大工・農家・理髪師・美容師などの個人営業だった人に多いことも紹介されています。開業医も個人営業ですから、「これは人ごとではない」と私は思いました。なぜでしょうか？　国民年金だけしか受けられないからです。厚生年金というのもありますが、これは企業やお役所のサラリーマンだった人に限られます。この人たちはその資金を月給から自動的に差し引かれ、毎月積み立てていた分を引退後に月々受け取るわけです。

国保だけでも夫婦でならなんとか暮らせます。しかし、片方が死ぬとたちまち行き詰まります。そういうケースが多い、とのこと。例えば、二人で月々一二万円あればなんとかなっても、半分の六万円ではどうにもなりません。わずかな貯金を切り崩さねばならなくなります。

貯金がなくなることへの恐怖から、一日の食費がなんと一〇〇円という人も本書には出てきます。個人負担を恐れ、病気しても医者へ行かない人も増えているとのことです。これらの人々には、最も緩慢で辛い方法による自殺が強いられている、と言えると思います。

「それなら、生活保護を受給すればいいじゃないか」と思われたでしょうか。が、ことはそう簡単ではないようです。


菊池幸子さん（仮名）は、東京都北区の都営団地に住む未亡人。年齢は明示してありませんが、八〇歳くらいの方のようです。リュウマチのため下肢に慢性の疼痛《とうつう》があり、その上心臓病もある人です。足の痛みと息切れのため取材記者が驚くほどの歩行困難があり、自力での外出はとても無理。

会社員だった親孝行の一人息子が八年前に死去。まだ四〇代だったそうです。

夫は工務店を自営していたので、幸子さんは店の経理を担当していたとのこと。二人で一三万円の国民年金を受け取っていたので、息子さんの死後も贅沢はできないけれど、なんとか安定した暮らしを営んでいました。ところが、ご主人が三年前、肺がんで死亡。とたんに年金は半減し、菊池幸子さんは老後破産の状態に陥りました。それを示す具体的な数字は、次の通りです。

収入（一か月）：国民年金プラス遺族年金で、計八万円

支出（一か月）：都営住宅家賃一万円
食費等の生活費七万円
介護費三万円
収支のバランス：三万円の不足

菊池幸子さんには数十万円の預金があり、今は不足分をそれで補って暮らしています。しかし、預金を切り崩すことが恐く、預金をなるべく使わぬようにするため食費を切り詰める生活を送っています。

そんな生活が辛くて、一度区役所を訪れ、相談したことがあるそうです。ところが、窓口で「預金があっては生活保護は受けられない。預金がなくなってから来なさい」と言われ、区役所の敷居《しきい》がすっかり高くなってしまった、とのことです。そして今は「本当に預金がなくなったら生活保護が受けられるのか？　もし何かの手違いで受けられなかったら、餓死するしかない」

そう思うと、預金の減ることが恐くて仕方なく、不安で夜眠れないこともあるそうです。そしてさらに、リウマチによる下肢の痛みと歩行困難が進行するなかで、

「寝たきりになったらどうなるか」

という病気からの不安も募《つの》ります。医者に相談して、介護レベルを引き上げてもらう方法があることは、幸子さんも承知しています。しかし、医者にかかって介護レベルが上がっても、自己負担分の出費が増えます。それを考えると身動きがとれない、というのです。

「夫婦で、真面目に一生懸命働いたのに、なんで今こんな生活をしなくちゃいけないの?」

幸子さんの嘆きは尽きません。無理もない、と私は読みながら思いました。

日本国憲法は、第二五条で「健康で文化的な最低限の生活」をすべての国民に保障しています。幸子さんの置かれた状況は、憲法に反するものと言えるのではないでしょうか。

さて、日本における生活保護の受給条件です。

①貯蓄ゼロ　②家なし　③収入なし

こうなっています。まさに「乞食になるまで待て!」と言われているようなものです。

おまけに、数年前、不正に生活保護を受給していた人のことが大々的に報道され、「生活保護は恥」という雰囲気が日本の社会を支配しているというのです。世間体をはばかる文

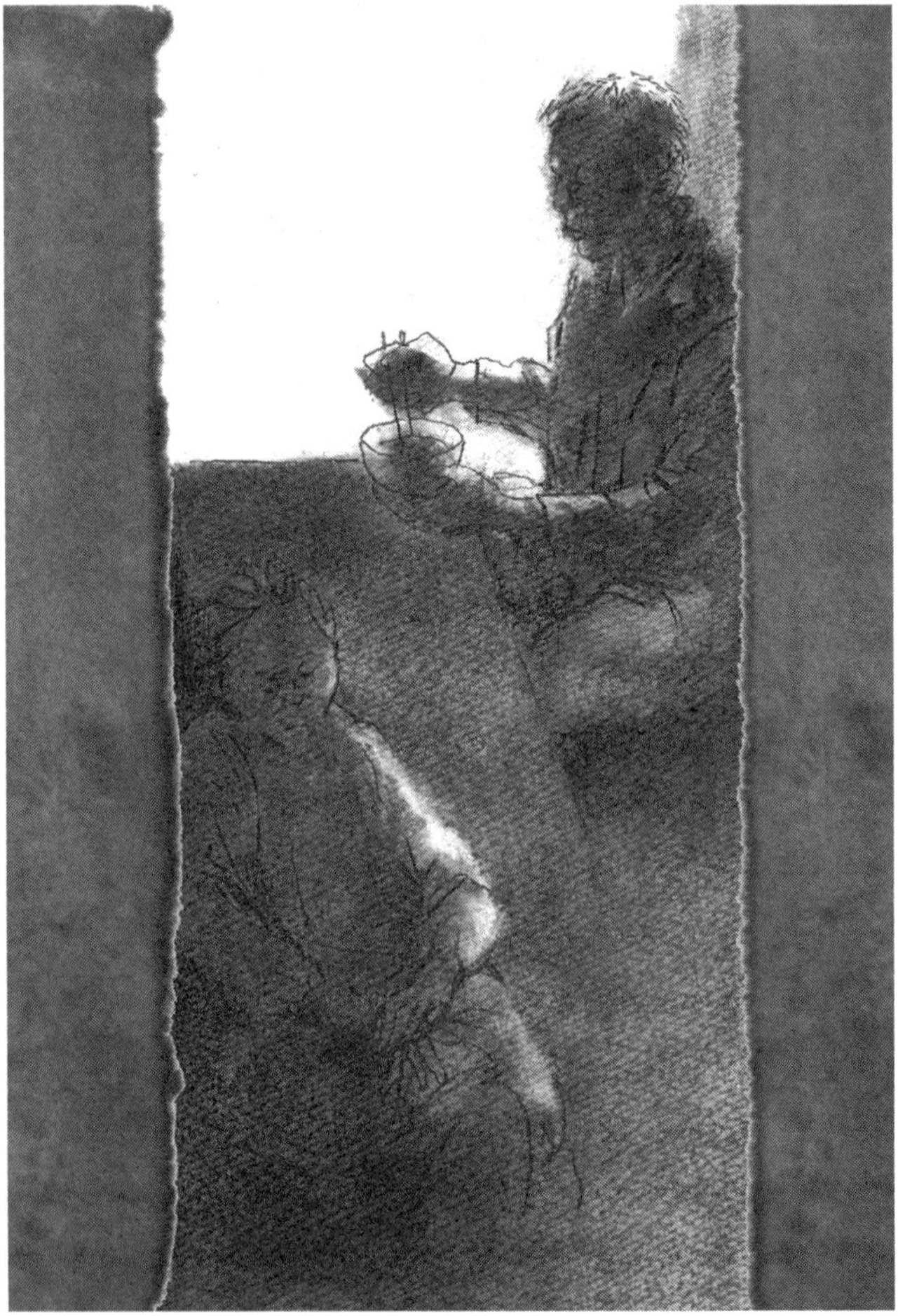

化の日本人にとって、これは深刻な事態です。

一方、アメリカにおける生活保護の受給条件は今、どうなっているでしょうか。気になったのでインターネットで調べました。すると、収入なし以外では、
①預貯金二〇〇〇ドルまでＯＫ（夫婦なら三〇〇〇ドルまで）②住んでいる家一軒を手放す必要なし　③交通に必要な車一台はＯＫ
となっています。この点、わが日本よりトランプ政権下のアメリカのほうがまだマシ、ということになります。

日本政府は、今後も生活保護を含む社会保障への出費を抑制していく方針です。理由の第一に少子化による税収減を挙げています。しかし、そこにも政治的要素は多分に存在するようです。と言いますのは、生活保護受給条件を緩和するのに必要な年間予算は数年前で約一五〇〇億円。その頃の米軍への「思いやり予算」がほぼ同額。かつて罪もない日本の一般庶民の上に原爆を投下した米軍。その米軍が日本に駐留するのに必要な経費を日本国が援助するための予算です。ところがその後、生活保護受給条件は緩和されないまま、米軍への「思いやり予算」は二〇一七年には三九八五億円に達しています。

日本政府には、生活保護を受けねばならない国民への「思いやり」はまったくないこと

が、この間の経緯に如実に示されている、と私は思いました。

「老後破産」にまず登場するのは、田代孝さんという八三歳の男性です。六本木などもある都心の港区でアパート暮らし。元サラリーマンで、収入は国民年金と厚生年金を合わせて月一〇万円。支出が家賃六万円と生活費四万円（光熱費などの公共料金二万円、残り二万円）。

二か月に一度の年金支給日数日前になると、食べ物を買うお金もなくなる、とのこと。買い置いた二束一〇〇円の冷麦を少しずつ食べて、その数日の命を繋ぐのだそうです。「もっと安いアパートに引っ越したいが、引っ越し代がない」とのこと。

電気代を滞納したら電気を止められ、以来「生活費を節約したかったから」とのことで電気は使っていません。つまり、電灯・冷蔵庫・洗濯機・ＴＶ、すべてなし。ＮＨＫのインタビューが行なわれた真夏にも、冷房なしの毎日をひたすら耐え忍んでいます。

「真面目に働いてきたのに、まさかこんな暮らしになるなんて！」

田代さんの嘆きは、本当に切実です。そして本書では、田代さんの他にも「生活保護以前の（つまり、生活保護を受けていない）生活」に苦しむ人々の姿が、次々に描かれています。そういう人々は、農村部を含む日本全国津々浦々に存在。日本全体が姥捨て山になった感じさえします。

この本を私が読んでいた二〇一八年一〇月、ロスアンゼルスの日本語新聞「羅府新報」は「貧困高齢世帯、最多更新」という共同通信扱いの日本発ニュースを伝えました（一〇月四日付）。それによると、日本全国で生活保護を受けている六五歳以上の高齢者世帯数が、七月時点で八八万七九一と過去最多を記録。「高齢化が進み、経済的に困窮する人が増えていることが背景にある」と同記事は分析しています。

この記事を読んで私が感じたことが、二つありました。一つは、飢え死に寸前の恐怖に長い間耐えて、やっと生活保護を受給できるようになった高齢者が今、日本に八八万世帯もあるのか、ということ。もう一つは、八八万世帯の背後には、受給条件の厳しさのため、多くの人が生活保護を受けることなく苦しみ続けていること、そしてそれを忘れてはならない、ということでした。

そう感じてから、私はふと自分自身のことを振り返る気持ちになりました。私は、「老後破産」に登場する人々より、現在ただ今は経済的に恵まれているかも知れません。しかし、私も後期高齢となってすでに数年。引退を目前に控え、今後の家計の見通しについて、あるファイナンシャル・カウンセラー（個人経済相談役、とでも訳すのでしょうか）と面接しました。すると、なんと貯え（預金とかリタイアメント・プランとか）はX歳で底をつくと言うではありませんか（具体的な数字を書くことは控えさせていただきます）。「では、その後どうしたらよいのか」

と尋ねると、

「家を売って、施設に入ることになる」

と、いとも簡単に言われてしまいました。つまり、老後破産して家を売り、生活保護を受給する日本の高齢者と酷く似た未来が、私を待ち受けていること。それがよくわかりました。ちょっと落ち込み、手の甲に寄った皺《しわ》をジッと見詰めました。

そういう私のような者が、安心して余生を過ごせる場所として、かつてはロスアンゼルスに非営利の「敬老」看護ホームや引退者ホームが存在していました。それらは二〇一六年二月に営利会社へ売られてしまいました。

「やはり、高齢者の安住の地を再生させるための運動を、一生懸命やらなくっちゃ」

落ち込んだあと、こう私は改めて思ったのでした。

この本『老後破産——長寿という悪夢』を送ってくれた北濱昭夫君と私は、医学部時代ボート部に同籍。ペアを組んであの奴隷労働的トレーニングに二人で耐えたことは、今でも鮮烈な記憶です。その後彼は、ニューオルリーンズのチュレーン大学（Tulane University）で奴隷労働的な外科トレーニングに一人で耐え、やがて同大学外科教授に就任。それを三〇年勤め上げ、あのハリケーン・カトリーナも体験して帰国。今は日本の専門医制度の改革に情熱を燃やしているとのこと。その彼に私は、

「生活保護の受給条件を緩和するための運動を日本で呼びかけてほしい！」

と伝えるつもりです。高齢者が多くなったロスアンゼルスの庭園業連盟（本稿は、同連盟の機関紙「ガーデナの友」初出）からは、敬老ホーム売却という事態に失望し、日本へ帰る人が出始めたと聞きます。そういう方々へは、「自分には充分な貯蓄があるから心配ない」などとおっしゃらず、追い詰められた高齢同胞のため日本で声を上げてください、とお願いしておきたいと思います。

母のウツ病は、施設で完治

母のウツ病は、治るまでに長くかかりました。六〇代後半に風邪をこじらせ、症状が半年ばかりとれずに発病。その後十年以上苦しみました。こちらから電話するたびに「早く死にたい」を繰り返し、私を閉口させました。大学教授だった堅物《かたぶつ》の父は、上手く話し相手になることもできないようでした。

もちろん精神科の受診もしました。身長一六〇センチの母の体重が三〇キロ以下まで落ち込んでいたところへ、抗ウツ剤が強すぎ、パーキンソン徴候などの酷い副作用が出現。そのため入院を余儀なくされました。そんな時期もありました。

「近所の友人にも、たまには見舞ってもらっているようだ」

ロスアンゼルスに居座ってめったに見舞いにも来ぬ私に、両親の世話に熱心だった兄が、電話でそう報告してくれたりもしていました。

しかし病状は一向に改善せぬまま、一九九六年には父が八八歳で死去し、母の病気は悪化。自殺でもされては、と何もできぬまま私は心配しましたが、このときも兄が活躍してくれました。父が肺炎で入院していた病院に特養（特別養護老人ホーム）が付設されており、兄は嫌がる母を半ば強制的にそこへ入所させました。そのとき、母は八三歳でした。

ウツ傾向のある高齢者が、看護ホームに入って明るくなる例を、私は受け持ち医としてそれまでに何人か経験していました。でも母は、九州の地方都市で江戸時代から続く食料問屋の娘として何不自由なく育ち、老いて他人と同居生活することを極度に恐れていました。それだけに、特養で上手く暮らせるか、と私は案じました。

ところがなんと、兄の「謀《はか》りごと」（強制措置）は大成功を収めたのです。母は入所後まもなく話し相手を得て、くどくどしい愚痴を長時間に渡りしっかりと、しかも毎日聞いてもらったそうです。ウツ傾向は、徐々に、だが確実に改善していきました。そして、半年も経たぬうちに完治したのです。

こちらから私が電話すると、

「お前ば医者にしたばってん、遠くにおっちゃ親の役には立たんばい」

と冗談半分の憎まれ口を叩き、私を大いに安心させてくれました。それまで放っておいた罪ほろぼしにカリフォルニア産のナッツやフルーツを送ると、周囲の友人やナースに分

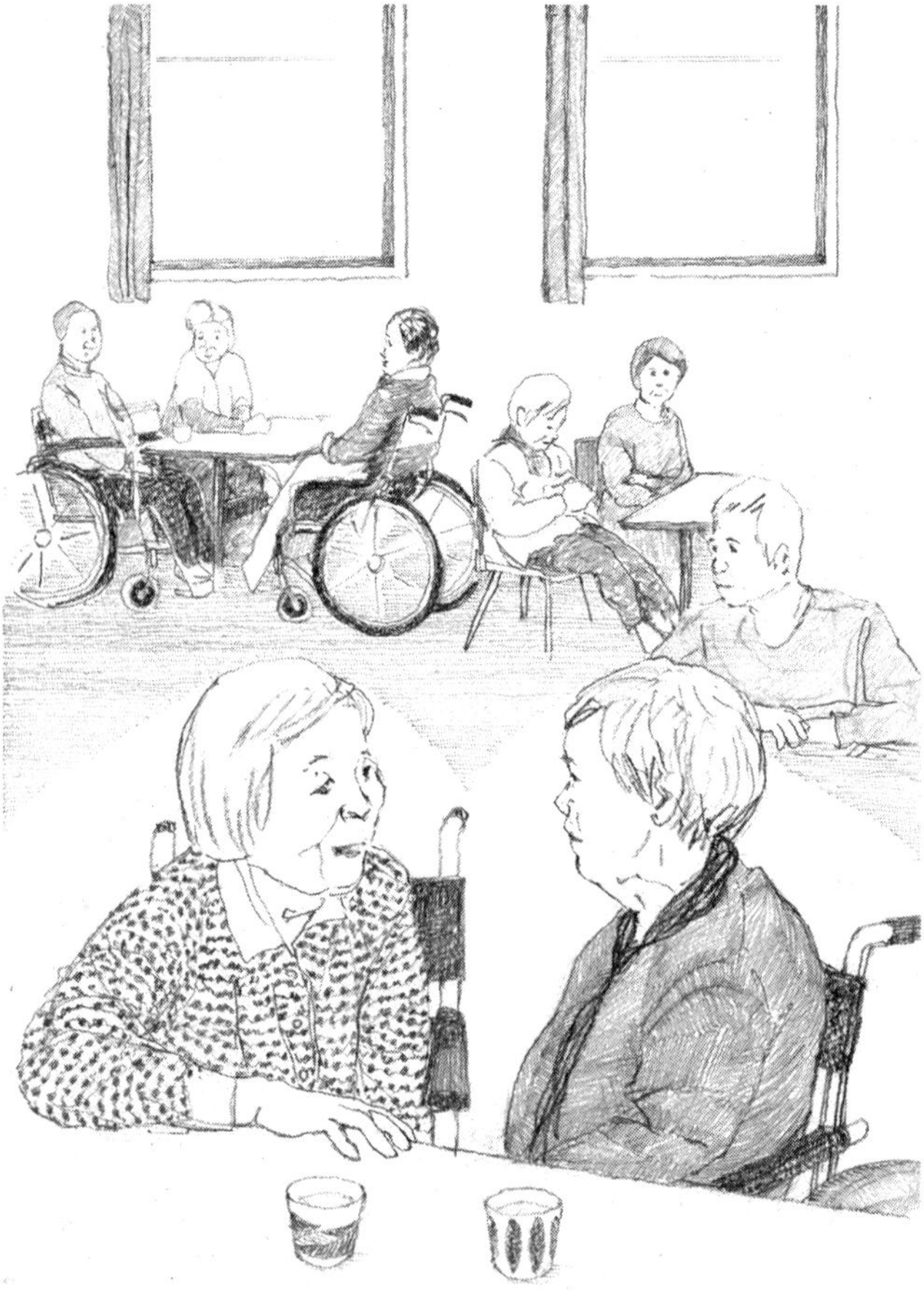

けて喜ばれたりしていたようです。入所して約一年後にやっと私は母を見舞いましたが、そのとき見せてくれた穏やかな笑顔が今も忘れられません。

何が良かったのか？　結局のところ、同じ境遇の人がいつも側にいて、辛抱強く話し相手になってくれる――これが効果を発揮したのです。家にいるときは友人が訪ねてくれても、しばらくすると「また来るからね」とか言って、そそくさと帰っていきます。ところが、施設では聞き手も同じ屋根の下で眠ります！　この安心感が大きかったのです。どんな抗ウツ剤よりも優れた効き目がありました。私にはこうも言いました。

「ここじゃ、上げ膳据え膳やきねえ」

母は、六〇年間にわたり来る日も来る日も付きまとっていた「三食の仕度」という心配から解放されていました。その喜びを、彼女の九州弁で素直に表現したのでした。

南カリフォルニア日系高齢者向け非営利施設の運営責任を負っていた「敬老理事会」は、二〇一六年二月、日系社会の反対を押し切って四施設と六〇〇名におよぶ居住者を不動産専門の投資会社へ売却しました（居住者がそこにいなければ、どんな営利会社も施設など買わないでしょう）。売却純益とそれまでに得ていた寄付等を合わせて、敬老理事会はその段階で総計七〇〇〇万ドル超の資産を手にしました。

その敬老理事会が二〇一八年六月、「本年度助成金を、高齢者の社会的孤立に焦点を絞って授与」と発表しました。高齢者の孤立を緩和するような活動を実施しているグループに助成金を授与しようというのです。それ自身が悪いこととは言いません。しかしそれは、今も非営利の日系四施設を立派に経営していれば、の話です。現在と将来にわたって日系施設を必要とする高齢者を切り捨てた上での助成金計画。人に骨折させておいて、皮膚表面の擦り傷用にバンドエイドを提供するだけのやり方、と言われても仕方がないでしょう。

高齢者の社会的孤立に絞って考えてみましょう。助成金が一〇〇パーセント効果を発揮しても、いずれウツ状態となる人は必ず出ます。施設での介護とそこでの温かい人間関係がいよいよ必要となったとき、敬老理事会の方針は、そこで効力をなくします。私の母のような者は救われません。私には、そういうやり方は容認できません。

二〇一六年二月の「敬老」四施設売却と同時に、それまで売却に反対していた人々を中心に「高齢者を守る会」が結成されました。私を含むメンバーが一六〇名、eメールのニュースレター受信者約一千名という会です。会の目的は、日系社会所属の非営利高齢者施設を再生させること。営利会社の手に施設がある限り、いつまた売却されて高齢者が路頭に迷うかもしれない、という不安が拭いきれないからです。

敬老理事会にも、いろいろ事情はあるのでしょう。しかし、南カリフォルニア日系コミュニティからの不信と不満は、このままでは決して消え去らないこともはっきりしています。旧敬老施設に現在も居住する高齢者と、近未来に施設を必要とする人々（私自身を含めて）のため、敬老資産の無駄遣いをやめ、施設の再建へ向かって欲しい、と私は願っています。そのため、そろそろ胸襟を開いてコミュニティ代表としての「高齢者を守る会」との話し合いを開始するべきと思います。

私はそう切望するとともに、そうした動きが将来にわたって日系高齢者のケアに資するものと信じています。

富む人もそうでない人も安心して暮らせる施設を

――「日系アメリカ人高齢者施設の必要度に関する調査」を読んで

「そんなもん、やらなくってても結果は予測できるんじゃないの」

正直に言いますと、このアンケート調査が企画されたとき、そう私は思いました。しかし、「日系アメリカ人高齢者施設の必要度に関する調査」の報告を読むと、その意味するところは私の浅はかな予測を遥かに超える深さと大きさでした。

まず、回答者一四七八名は、日系高齢者の施設に関する調査として全米で過去最大規模のもの、とのことです。発表された報告の「結論」には、こう書かれていました（少し要約してあります）。

「この調査は、二〇一八年から二〇一九年にかけて、全米の日系人を対象に行なわれた。回答者の年齢は一七歳から一〇〇歳にわたり、二世から五世への四世代、新一世、それに他人種との婚姻による家族構成員が含まれる。年齢層の大部分は、六一歳から八〇歳の間にまたがり、これにはベビーブーム世代が含まれる。調査時、多くの回答者は既婚者ないしは配偶者に先立たれた人々だった。回答者の教育レベルは高く、大卒もしくはそれ以上。また半数近くは引退者だったが、三分の一以上が就労者で、大多数はアメリカ市民だったが、四分の一はグリーンカード保持者。

この調査の結果、多くの人が、日系引退者ホーム・看護ホーム・日系アシステッドリビング施設（引退者ホームと看護ホームの中間：訳者注）という三種施設のどれかへの居住を希望していることが明らかとなった。引退者ホームとアシステッドリビング施設には、新一世が最も強い興味を示し、これに二世と三世が続いた。ここで注意すべきなのは、引退者ホーム入居希望者のほとんど半数が、そのための支払いが可能なのは月二〇〇〇ドルまで、としている点だ（一般にはそれより高い：訳者注）。アシステッドリビング施設では通常メディケア（高齢者および障害者用）とかメディキャル（低所得者用）といった政府管轄の保険は使用できないが、多くの人がメディケアを使いたいとしており、少数はメディケアとメディキャル両方の使用を希望している。一四パーセントのみが私費でまかなうとしている。右に示した三種の長期介護施設の中で、回答者は日系看護ホームに対して最も強い興味を示した。しかし、居住費支払い方法として提示されたのは、アシステッドリビング施設の場合と同様のものだった。そこに、多くの日系アメリカ市民が現在の介護施設への居住費支払い方法をよく理解していない、という実態が示されていた。

長期介護施設を選択する際、大多数の回答者にとって日本文化に基づくサービスは大切な要素である。しかし、言葉が大事か、食事がより大事かといったサービスの内容に関しては、世代による違いが示された。回答者のうち二〇九名が、すぐにも施設入りを必要とするような認知症の家族と生活を共にしていると訴えたことは、注目に値しよう（ちなみに、ロスアンゼルス市内の旧敬老看護ホームにおける認知症棟のベッド数は、わずか五〇床：訳者注）。大多数の回答者はまた、日系施設のために寄付とボランティア活動をする意志を示した。

この必要度調査と別個に調査チームの一人によって行なわれた「可能性調査」によると、日系社会における看護ホームとアシステッドリビング施設の慢性的な不足と、それらへの需要が明らかである。全米に現存する日系運営の高齢者施設では、全ベッド数の九〇パーセントを日系高齢者が占めている。この事実は、より多くのベッドを創出する必要を如実に物語っている。需要は拡大しているのに、新たな供給は予定されていない。この現実の中では、高齢者介護用ベッドを創出する新規の企画が日系社会に要請されていることは明白。同調査によれば、現今の経費レベルから判断して、日系社会に一〇〇ベッドの新たな

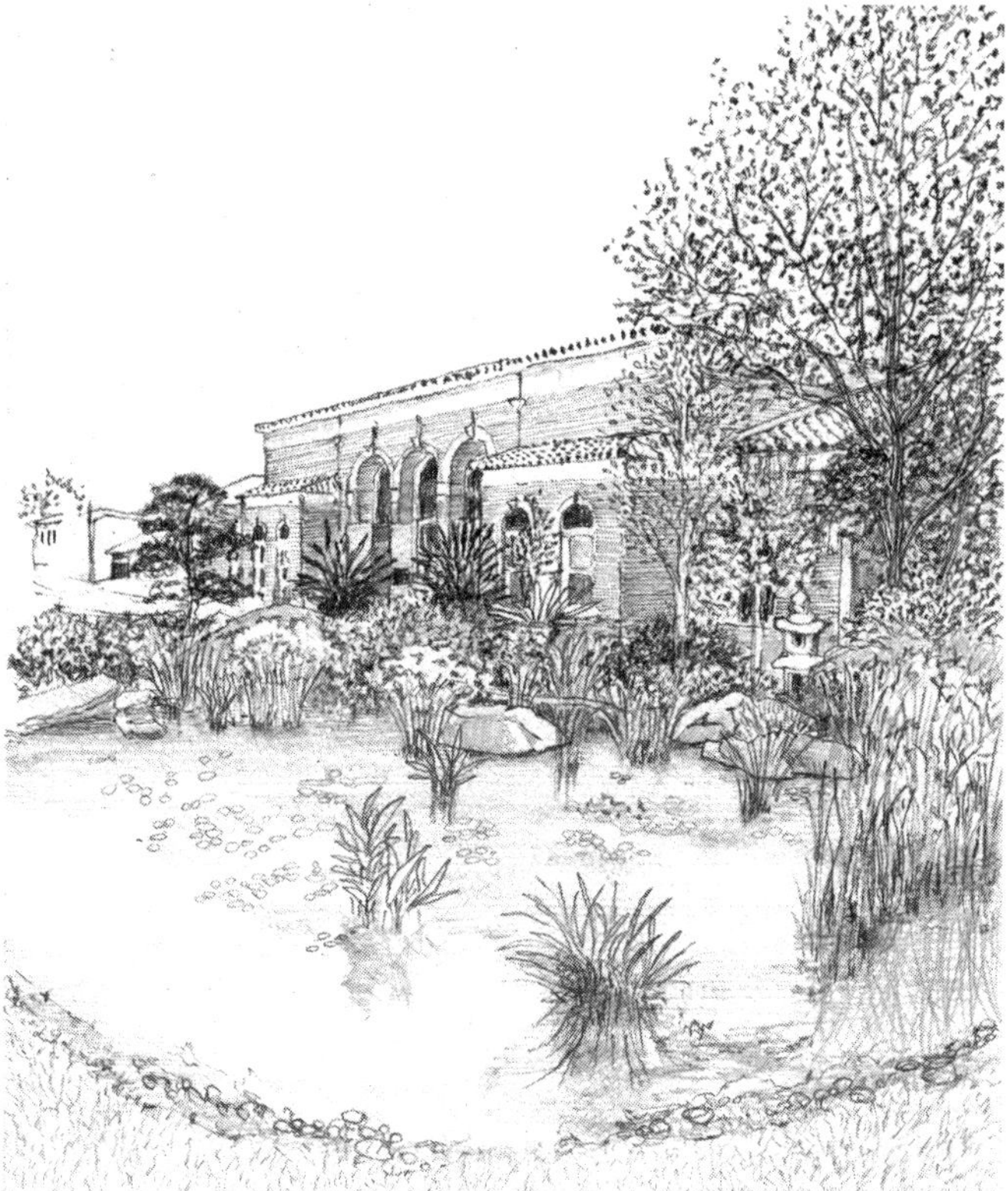

非営利看護ホームないしはアシステッドリビング施設を建設するには、少なくとも二二〇〇万ドルを要するという。このあたりについては、『さらにより詳しい調査と企画が必要』とされた」。

これを読んで私が特に注意を惹かれたのは、日系看護ホームへの入居を希望する人々が世代を超えて多いこと（五九・五パーセント、未定三二・一パーセント）でした。そしてそれにも増して、アメリカ生まれと日本生まれとにかかわらず、日系アメリカ人の多くが高齢者施設居住費の支払い方法についてよく理解していないこと、でした。例えば、救急入院した後のリハビリで施設に入った場合、メディケアが使えるのは最大限一〇〇日まで。それ以上長期の介護（Custodial care と呼ばれる）を希望すると、私費となります。メディキャルが使えるのは、私費（個人資産）をほとんど使い果たしてからです（手続きの詳細はここでは省略）。引退者ホームではメディケア・メディキャルは使用できず、アシステッドリビング施設の多くでも使えません。アシステッドリビングで使えるのは、旧敬老理事会傘下でロスアンゼルス市内に位置するいわゆるＩＣＦ（Intermediate Care Facility 日本語名は中間看護ホーム）でしたが、連邦政府は全米でＩＣＦを消滅させる方針です。旧敬老傘下で二〇一六年の売却後に「サクラＩＣＦ」と改称されたこの施設も、カリフォルニア州司法長官による売却条件が切れる二〇二一年には閉鎖されることが、切実な問題として懸念されています。

高齢者、ことに後期高齢者にとって、施設への入居の決定、そしてそれをめぐる諸問題への判断と処理は、困難で深刻な問題です。特に、施設居住費をどう賄《まかな》うかについて、それが言えます。

「そのときになったら考える」

この問題に関してそう思われる方もあるかも知れません。しかし、それではいかんせん遅すぎます。施設が必要になったとき、多くの人はすでに理解力・判断力・思考力・計画力などすべてが衰えているからです。経済力も、かも知れません。

私には、居住費支払い方法についての理解の度合いが一般に低いからこそ、「日系社会のための非営利高齢者施設がなくなってしまった」という現在の問題について日系社会全般の関心が薄いと思えてなりません。ご存知でしょうか。二〇一六年の売却時にリンカーンハイツの旧・敬老看護ホームの居住費は、日に一ベッド当たり、現金払いによる個人負担の場合二〇〇ドルを少し超えていました。売却後は、これが毎年値上がりしています。

一か月当たり八〇〇〇ドルを超え、諸雑費を含めると一年で一〇万ドルとなります。一〇年間生きておられれば、物価上昇もあって一〇〇万ドルを超えます（ご夫婦で入居なら二〇〇万ドル超）。施設居住費を支払い続けた結果、貯えが二〇〇〇ドルまで減れば、どなたもメディキャルに頼らざるを得なくなります（夫婦でなら三〇〇〇ドル）。

ここまでをご理解いただいた上で、将来への不安材料を一つ指摘したいと思います。それは、営利目的の看護ホームは、収益が充分でなければ閉鎖されるだろう、ということです。旧敬老四施設の現所有者パシフィカ社は、カリフォルニア州司法長官が指示した「五年間は従来通りのケアを」という売却条件が切れる二〇二一年二月以降の経営方針について、まだ明示していません。メディキャル使用の居住者を多く抱えることは、経営には不利とされています。旧敬老看護ホームでは、常時七〇パーセント以上のベッドがメディキャル使用の居住者で占められています。つまり、長生きすればするほど住み慣れたところにいられなくなる可能性が大きくなる、ということです。「そうなったら、どこへでも行くよ」と言われるかも知れません。そういう方には、一度メディキャル居住者を喜んで受け容れる施設を見学なさることをお勧めします。そこでは、かつて全米一と賞讃された旧敬老看護ホームでは決して見られることのなかった悲しい光景が目撃されるはずです。

私見ですが、存続そのものが不確かな施設や介護レベルの低い施設に、私たちの親と私たち自身の未来を託すことはできないと思います。日系社会の協力で運営の継続を支援できる非営利施設を復活させることが必要と考えます。それこそが、私も加盟している「高齢者を守る会」の活動目標だと私は思っています。

おわりに

太平洋両岸のそれぞれの国で、なにやら後期高齢者にとって不気味な雰囲気が漂っています。私は、日本から見れば太平洋の東側、米国カリフォルニア州ロスアンゼルスに住んでいて、今年（二〇二〇年）一〇月で八〇歳。その私としては、もう気が気ではありません。老化そのものが、アラハチ（八〇歳前後）の人間には辛い試練なのに、政治の動向・社会の風潮すべてが私たちの世代に厳しくなっているように思えてなりません。

だからこそ私は言いたいのです。「負けてたまるか」と。

家族や他人に迷惑をかけず、政治的・経済的に切り捨てられることもなく、生きている間は毅然《きぜん》としていたいもの、としきりに思います。

アラハチは特別な世代、と私は感じます。私たちは、第二次世界大戦勃発《ぼっぱつ》前後に生まれています。そして私たちの多くの連続した記憶は、一九四五年の敗戦から始まりました。

飢えと寒さ、日本全国に蔓延《まんえん》した回虫症などの体験は、今も頭と心にマザマザと焼きついています。全国津々浦々までを揺るがせた六〇年安保闘争、それに続く高度経済成長期。一九六〇年代後半から数年にわたった全国学園闘争。一九〇〇代末からのグローバルエコノミーの台頭とバブル経済の消長。それらに振り回されている間に新しい世紀を迎え、IT革命の嵐に翻弄されていると感じるのは、私だけではないと思います。

そして、ふと気がついてみると、年老いても生き続けることになにやら肩身の狭い思いをさせられる世の中の風潮です。

アメリカでは、高齢者医療への予算を減らす政策の一環として、十数年前から高齢者に対し「なるべく長く自宅で暮らせ」と政府が圧力をかけるようになりました。自宅で暮らせば、年とともに身体が不自由になり、家族への気兼ねが強まることとなります。アメリカ政府はまた、介護施設への支払い、つまり介護への償還金を同じ頃から抑制するようになりました。そのため人件費などの介護費用を惜しまなかった良心的な非営利施設は軒並み経営困難に陥り、営利会社に身売りするように。その結果、介護費用を出し惜しむ営利目的の質の悪い施設がはびこる現状となり、高齢者は家でも施設でも遠慮と我慢を余儀なくされるようになりました。これは、「高齢者は早くこの世を去ったほうが、家族にも政府にも好都合なんだがネー」と言われているような事態です。考えるほどに、わびしさが募ってきます。

一方日本では、二〇二〇年六月五日に「年金制度改正法」が公布されました。良悪両面ある玉虫色の法律のようですが、その中には「現在六〇歳から七〇歳の間となっている国民年金受給開始の選択肢を、六〇歳から七五歳の間に拡大する」という条項が含まれます。これには「高齢期の就労の拡大等を踏まえ」という注釈も付いています。そこに「七〇過ぎても働ける者は、年金もらうのを遅らせてはどうか」という政府の下心が窺《うかが》われます。

一方では、安倍政権の看板政策「働き方改革」を通して、働ける人は七〇歳超でも働くように、とのプレッシャーが高まっていると聞きます。統計によれば、日本での健康寿命の平均は七〇歳そこそこで、男性の平均寿命が八一歳。

これではなんだか、「働ける間は働いて、年金受給はなるべく遅らせなさい」「働けなくなったら、年金もらうのは短期間にして、早く死になさい」と言われているような気がしてきます。こんなふうだと、七〇過ぎて働けない人は肩身が狭いし、働ける人も「働けなくなったらあの世行きが期待されているのか？」と切なくなってしまうのではないでしょうか。そんなことを思っていたら、最近学んだナチスドイツの老人観が頭に浮かんできました。

ヒトラー配下のナチス幹部ヘルムート・ハウボルトは、高齢者を「社会的に有用でなくなった者」と定義したそうです。彼はさらに、労働医学の目的は「健康に働いて、引退後早く死ぬ労働者を作ること」「引退年齢と死亡年齢の差をゼロに近づけること」と述べています（ロバート・プロクター『健康帝国ナチス』草思社、二〇〇三年刊）。なんと馬鹿正直な、と呆《あき》れてしまいますが、同じような意図を最近の日本政府の高齢者対策に嗅ぎつけるのは、私だけでしょうか？

少子高齢化日本で政府が年金の財源確保に躍起となる背景に、もう一つ問題があると最近知りました。二〇一四年八月、日本政府は国民年金と厚生年金における株式保有率の上限撤廃を発表。世界中で国民年金を国家が株式に投資している国は、日本以外ではごく少数とか。もしも国が国民年金の株式への運用で大きく失敗すれば、六七〇〇万人の年金加入者が路頭に迷いかねない、とのこと。しかも、そんな危なっかしい年金財源運用法の決定が、国会審議を経ずに閣議レベルで行われているそうです（堤未果『沈みゆく大国アメリカ』第四章、集英社新書、二〇一四年刊）。これでは民主主義ではなくて金主主義、と陰口の一つも叩きたくなってしまいます。

これを書いている現在も、アメリカではコロナウィルス（COVID-19）が猛威をふるっています。その中での私の見聞を少し述べます。ロスアンゼルスの「敬老看護ホーム」と呼ばれた非営利の高齢者介護施設は、かつてはその看護レベルの高さゆえ、全米一と謳われていました。その施設が、二〇一六年に営利会社へ売却されたことは、本文で触れました。二〇一九年に私は外来診療から引退しましたが、同看護ホームの診療は継続しています。そこでのコロナウィルス感染者が、急増しています。二〇二一年三月一〇日段階で入居者中の感染者累計二三〇名　死亡者九八名　職員の感染者一七二名。三〇〇床という規模の施設での話です。

急増の理由は二つ。一つは、コロナ感染者への政府からの介護費が一般の長期入居者への四倍で、営利目的の経営者は喜んで郡立病院などから感染者を受け取ってきました。当然健康だった入居者や職員にも感染は拡大しました。二つ目の理由は、同看護ホームがコロナウィルス患者収容施設としての認定を申請し、二〇二〇年六月に許可されたことです。これが、もちろん、同ホーム内の感染者数増加に拍車をかけました。

大病院でのコロナ患者用ベッドを確保しようとする国の要請に合わせたこの動きに乗った施設は、ロスアンゼルス郡で総計二一。こうした動きは、ロスアンゼルスに限ったことではなく、全米各州でも同じ。しかも、感染者隔離に関する国のガイドライン（指針）がきわめて杜撰《ずさん》です。その結果、全米看護施設でのコロナウィルスによる死者が一七万五〇〇〇名（Google 二〇二一年三月七日調べ）。これは、全米のコロナ死者五二万九〇〇〇名の三分の一。看護施設居住者総数は、全米人口の〇・五パーセントに過ぎません。そこに感じられるのは、やはり「高齢者が死ぬのは仕方がない」「高齢者は切り捨ててもよい」という風潮です。

こうして見てきますと、太平洋の両岸で「生産力なき高齢者は去れ」と言われている気がします。辛いです。日本におけるアラハチ世代の多くは、日本高度経済成長の戦力として生きました。医者の私とて、急患で夜中に叩き起こされることも多かったので、労働時間の長さではどなたにも引けを取らぬ人生を送ってきたと思っています。その私たちが、アラハチとなってなぜ肩身の狭い思いをせねばならないのでしょうか。

私は、昨年四月に外来診療を撤退してからは、念願の「毎日庭いじり」の生活に入った果報者です。しかし、高齢者をいびる政治や風潮には怒りを感じます。不当なことに怒り、抗議するのは、人として健全な営みと信じています。これはもちろん、抗議のための本ではありません。八〇前後の高齢者にありがちな健康上の問題を取り上げ、健康を維持する生き方をまず考えました。さらには「不当なものは不当」と読者とともに声を上げる希望を胸に、本作りを進めました。

若い人たちも、運が良ければいずれアラハチとなります。今から対策を講じておけば、そのときになって慌てなくてすみます。いっしょに声を上げることができればよいが、と願っています。

解説　入江君のふたつのまなざし

石　弘之（ジャーナリスト・元東京大学大学院教授）

「竹馬の友」という表現は、政治家が古い「お友だち」に利益を供与するときの言い訳になってしまったが、入江君とはまさにこの言葉がしっくりする。一九四七年の小学校入学以来の友人である。小中高大と同じ学校に通った。

当時は、第二次世界大戦が終わって二年目。東京は焼け野原にバラックが建ち並びはじめたころだ。小学校の入学式は、まだ制服もなく母親の手作りの不格好な服で下駄履きもいた。今も胃袋にはひもじさの記憶が残る。主食は配給の水っぽいサツマイモだった。入江君とは「サツマイモは一生分食べたので、もう食べる気がしない」という点で意見が一致する。

彼は言葉が少なく、病気がちでいつも何かを考えているような少年だった。ただ、作文はいつも先生に褒められていた。その片鱗は著書の随所に残されている。

小学校五年生の校内のソフトボールの試合のときだった。ゲームの途中なのに、守備についていた彼は二塁ベースを抱えるように座り込んで、まわりの砂をすくってはベースの上に置いて、手でトントン叩いて砂の移動を観察していた。試合は中断し、まわりは「お〜い。何やってんだよー」と口々に叫んだが、彼は動ずることなく真剣な表情でこの実験に没頭していた。今もって「入江のベーストントン事件」が仲間内で話題になる。その理由はついにわからなかったが、彼の集中力にはいつも頭が下がった。

ロスアンゼルスのリトル東京にあった彼の診療所を訪ねたのは、私がニューヨークに在勤していた一九八五年のことだった。診療所は貧しい地域にあり、彼は「ホームレスの海に浮かぶ小島」と診療所を形容していた。約束より早めに着いたので待合室に座っていた。三〜四人の日系一、二世と覚しき高齢者が待っていた。「ボクは入江君の三〇数年来の友人です」と自己紹介しながら話に割り込んだ。

「ドクター入江がいてくださるから、安心してここに住めるの」「本当にやさしいドクターでいつも丁寧に診ていただいて、励ましていただいて」と感謝の言葉が口々に発せられた。そこに彼が診療室から顔を出して私に目であいさつしながら、「もう少しかかりますから」と老人たちに詫びた。そのときの彼の表情を見て、正直なところ「あれっ」と思った。こんな柔和な表情の彼を見たことがなかった。

彼が七八歳で引退したとき、ロサンゼルスの邦字紙「羅府新報」（二〇一九年五月二九日付）に、「リトル東京を去る――小東京開業医、入江健二」と題する大きな記事が掲載された。開業以来三八年間、患者さんたちから頼られ、愛されてきた彼の軌跡がつづられている。彼が高齢者、障害者、社会的弱者に注いできた温かいまなざしは、本書に余すところなく伝えられている。

私は彼のもうひとつのまなざしを知っている。歯をくいしばったこわい顔をしている入江君だ。彼は最難関の東大医学部に進学した。そのころ、医学生らの間でインターン制度の待遇改善運動が全国的に広がっていた。彼は、給与も支払われず研修もろくに行われないまま放置されていたインターン制度の廃止のために立ち上がり、ついには運動の母体になった「青年医師連合（青医連）」の東大病院支部の初代執行委員長に選ばれた。つねに「正義」を貫こうとしてきた彼の真骨頂だ。

一九六八年一月には医学部は無期限ストライキに突入し紛争状態に入った。共闘会議派学生による安田講堂の占拠や大学側の機動隊の学内導入などがあって、対立は激しさを増していった。その当時、大学のキャンパスで彼の姿を見かけたことがある。何人かに囲まれて激しく議論をしていたり、デモの先頭に立ったりしている姿だ。彼が機動隊に胸ぐらをつかまれている写真を雑誌で見たこともある。彼にとっては、イデオロギーの戦いではなく、社会正義の戦いだった。最終的にインターン制度を廃止させることに成功した。

一九七一年に渡米して、カリフォルニア大学ロサンゼルス校で癌の研究を五年、さらに医師としての再研修五年の後、八一年にリトル東京で開業した。そこで、「日系福祉権擁護会」の中に日系一世と二世を対象とする「健康相談室」を開設した。それがのちの看護ホーム問題を扱う「高齢者を守る会」に発展し、高齢者の支えになってきた。現在も看護ホームで回診をつづけている。

入江君と同世代で学生運動に関わっていた指導者や活動家の中には、卒業後にそれまで攻撃してやまなかった資本家や高級官僚になった者も少なくない。「今も草の根レベルの社会運動にかかわっているのは、同じ学年ではボクだけ。一番のブキッチョと笑われたが、それが自分の人生」と彼は平然としている。

小学校のとき、登校するやお相撲か押しくらまんじゅうが始まった。教室に暖房がなく、冬の寒い朝をしのぐにはそれしかなかった。彼の相撲の得意技は「カンヌキ」だった。土俵際に追い詰められても、しぶとく相手の両腕を締め上げてなかなか土俵を割らない（あれは痛かった！）。あの精神は今もって健在だ。

彼の人生を端から見ていると「疾風に勁草を知る」ということわざがぴたりとはまる。「強い風が吹いてはじめて強い草の存在がわかる」という意味だ。彼は強風に遭ってもいつも毅然と立っていた。

中学の卒業式のあと交換しあった寄せ書きで、私は入江君のノートに「いつまでも友達でいよう」と書いた。私はまったく覚えていなかったが、今回六五年前のその現物を見せられた（まったく、物持ちのいい男だ）。「いつまでも」が、これからも長くつづくことを心から祈っている。

謝辞

本書の大部分は、ロスアンゼルス・リトル東京にオフィスを置く「南カリフォルニア庭園業連盟」の機関誌「ガーデナの友」に連載した「リトル東京ヤブ日記」が初出です。初出の文章にかなり加筆・訂正を施しましたが、私に執筆の場をまず与えてくださった同連盟と編集長の森作正男氏に感謝申し上げます。

書籍化にあたっては、論創社編集部の松永裕衣子氏に前著『70歳からの健康法』に引き続いて大いにお世話になりました。また、ともすると漢字に頼りがちな私の文を、少しでも読みやすくと根気よく努めてくださったのは、同社の福島啓子氏です。お二方に心からお礼申し上げます。

挿絵と装画については、やはり前著に引き続き高山啓子画伯にご協力いただきました。画伯の挿絵は前著でも評価が高く、私の畏友で真宗大谷派僧侶（摂津市菩提樹庵主）の日《ひ》野《の》範之《のりゆき》師などは、「挿絵が親しみやすく、ユーモラスさが加わって……」と絶賛（「千年紀文学」二〇一九年一月三一日号）。今回も本当にありがとうございました。

＊

本作りも最終段階に入って、小学校時代の級友・石弘之君が解説を書いてくれることになりました。栄養失調児だった私に比べ、石君は小学生ながら堂々とした体軀の持ち主で、クラス相撲では大関を張っていました。その彼はまた、動植物の観察が好きな理系少年としても知られていましたが、長じて朝日新聞科学部記者に。新聞社を辞してからは、環境問題専門家として遅筆の私には驚異そのものの年一冊というペースで本を書き続け、その正義感溢れる内容により内外の著名な賞を数多く受けたと聞きます。新型コロナウィルスのパンデミックを正確に予言した彼の「感染症の世界史」（角川ソフィア文庫）は二〇一四年に刊行され、二〇二〇年になってベストセラー化。そんな彼が拙著に解説を寄せてくれたことは、幼なじみとはいえ、大変光栄です。

石弘之君、どうもありがとう。

入江　健二（いりえ・けんじ）
1940年東京世田谷生まれ。4歳で奈良へ疎開。生家は東京大空襲で焼失。戦後、池袋・新宿の焼け跡で育つ。東大医学部時代、ボート部所属。66年医学部卒業時より当時の「青年医師連合」運動にかかわり、東大病院支部長を務める（67年国家試験ボイコット戦術により、有名無実の医師修練制度だったインターン制度を廃止へ追い込む）。68年より都立大久保病院外科勤務。69年には、総評傘下の都職労病院支部大久保病院分会書記長に。が、美濃部「革新」都政下御用組合化した都職労の方針に反する運動を展開し、2か月の停職処分を受け、分会を追われる。71年渡米し、UCLAでがん研究5年。更に医師としての再研修5年の後、81年ロスアンゼルス・リトル東京で開業。73年、リトル東京の草の根団体「日系福祉権擁護会」の中に主に日系一世・二世を対象とする「健康相談室」を開設、現在は三世、新一世（戦後渡米者）が主な対象。著書に『リトル東京入江診療所』『リトル東京で、ゆっくり診療十七年』（ともに草思社刊）、『万里子さんの旅』『家庭内捨て子物語』『70歳からの健康法』（論創社刊）。

アラハチ《八〇歳前後》、負けてたまるか！
――健康寿命延長への処方箋

2021年4月5日　初版第1刷印刷
2021年4月15日　初版第1刷発行

著　　者　入江　健二
装画・挿絵　高山　啓子
発 行 者　森下　紀夫
発 行 所　論　創　社
東京都千代田区神田神保町 2-23　北井ビル
tel. 03（3264）5254　fax. 03（3264）5232
http://www.ronso.co.jp/
振替口座 00160-1-155266
装　　幀　野村　浩
印刷・製本　中央精版印刷

ISBN978-4-8460-2043-9